Renforcez votre système immunitaire

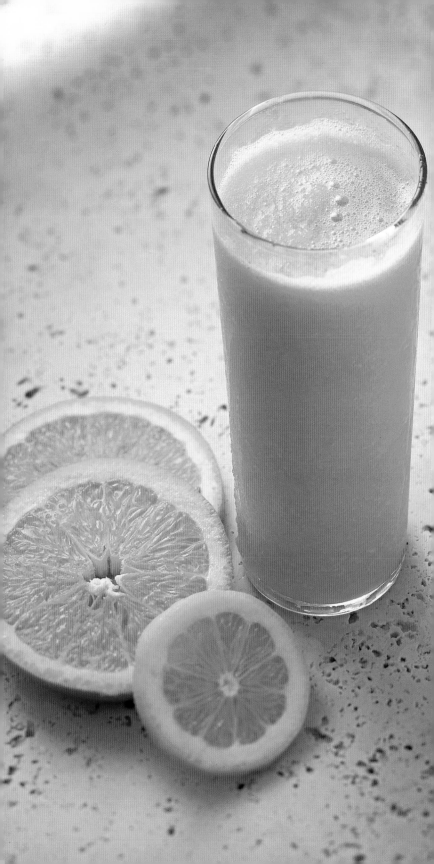

Renforcez votre système immunitaire

100 façons d'aider votre corps à lutter contre la maladie... un verre à la fois

Ellen Brown
avec Karen Konopelski, M.S., R.D

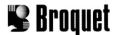 **Broquet**

97-B, montée des Bouleaux, Saint-Constant, PQ, Canada J5A 1A9,
www.broquet.qc.ca info@broquet.qc.ca
Tél.: 450 638-3338 Téléc.: 450 638-4338

Catalogage avant publication de Bibliothèque et Archives nationales du Québec et Bibliothèque et Archives Canada

Brown, Ellen

   Renforcez votre système immunitaire

   Traduction de: Supercharge your immune system.

   Comprend un index.

   ISBN 978-2-89654-040-2

   1. Yogourt frappé. 2. Immunonutrition. 3. Maladies auto-immunes - Aspect nutritionnel. I. Titre.

TX840.B5B7614 2009   641.5'63   C2008-941844-1

POUR L'AIDE À LA RÉALISATION DE SON PROGRAMME ÉDITORIAL, L'ÉDITEUR REMERCIE: le Gouvernement du Canada par l'entremise du Programme d'aide au développement de l'industrie de l'édition (PADIÉ); la Société de développement des entreprises culturelles (SODEC); l'Association pour l'exportation du Livre Canadien (AELC); le Gouvernement du Québec – Programme de crédit d'impôt pour l'édition de livres – Gestion SODEC.

Titre original : *Supercharge your immune system*
Texte © Fair Winds Press, 2008
Fair Winds Press est un membre de Quaysinde Publishing Group.

Pour la version en langue française au Canada :
Copyright © Broquet Inc. Ottawa 2009
Dépôts légal – Bibliothèque et archives nationales du Québec
1er trimestre 2009

Photos couvert avant (haut et bas) © Nikolay Petkov | Dreamstime.com

Traduction : Jean Roby
Révision : François Roberge, Denis Poulet
Infographie : Sandra Martel
Imprimé en Chine
ISBN 978-2-89654-040-2

Mise en garde
L'information contenue dans cet ouvrage est uniquement destinée à des fins éducatives. Elle ne vise pas à remplacer les conseils d'un médecin ou d'un praticien médical. Avant d'entreprendre un programme soutenu d'entraînement physique, consultez votre médecin.

Ce livre est dédié à
Ilan, Mira et Lev Dubler-Furman, le petit monde
qui génère tant de grandes joies dans ma vie.

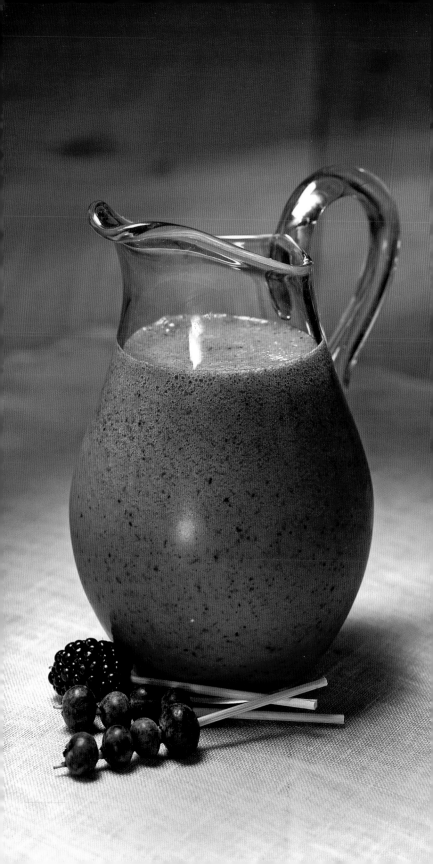

CONTENU

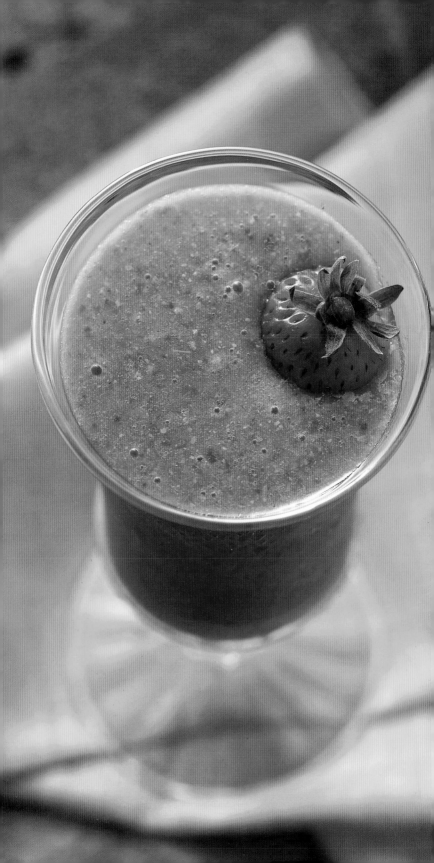

AVANT-PROPOS

Il s'est produit une sorte d'éveil nutritionnel au cours de la dernière décennie et nous sommes désormais très sensibles à la corrélation directe entre notre régime alimentaire et notre état de santé général. Nous savons maintenant quels aliments sont mauvais pour notre santé et peuvent engendrer des problèmes, depuis les maladies cardiaques jusqu'au cancer. Nous savons aussi quels aliments favorisent la santé en nous fournissant les nutriments essentiels que l'organisme ne peut fabriquer et que, par conséquent, il doit tirer des aliments ou de suppléments nutritionnels.

Cela fait désormais partie de notre mode de vie que de réduire les prétendus «mauvais gras» – d'abord, les gras saturés, puis les gras trans – tout en augmentant la variété et les portions de fruits, de légumes et de céréales complètes que nous mangeons chaque jour. Ces aliments forment maintenant la base de la pyramide nutritionnelle qui a remplacé l'ancien tableau des groupes d'aliments.

Toutefois, pour beaucoup de gens, il existe une dichotomie entre les mets principaux de nos repas et ce que nous mangeons comme collation ou comme dessert. Ces gâteries ne sont peut-être pas bourrées des calories vides du sucre raffiné ou des céréales transformées, mais elles ne contribuent pas non plus à notre santé et à notre bien-être – alors qu'elles le devraient.

Les smoothies occupent le créneau lorsque vous voulez un aliment divinement savoureux durant la journée ou à la fin d'un repas, tout en étant bon pour vous. Les smoothies sont les petits-enfants sains des laits maltés et des *milk-shakes* de ma jeunesse et ils peuvent être créés depuis une abondance de fruits et de légumes nutritifs et d'autres ingrédients bénéfiques. Au déjeuner, ils sont le compagnon parfait de la «cuisine au volant», car vous pouvez les siroter en conduisant. Ce sont de savoureuses gâteries pour les enfants et les adultes à n'importe quel moment de la journée. En outre, ils font de merveilleux desserts.

Les smoothies de *Renforcez votre système immunitaire* font beaucoup plus qu'étancher votre soif avec des boissons épais et givrées. J'ai choisi des ingrédients spécifiques contenant les nutriments dont vous avez besoin pour préserver la condition optimale de votre système immunitaire, dont l'importance est suprême. Le système immunitaire joue un rôle vital dans la protection de l'organisme contre les maladies et dans la lutte contre les infections, si vous en êtes victime.

C'est un curieux paradoxe que, tandis que la médecine moderne a éradiqué de nombreuses maladies potentiellement mortelles dans le passé, le niveau actuel de polluants environnementaux menace nos systèmes immunitaires quotidiennement. De nos jours, au lieu de travailler moins, notre système immunitaire est mis à l'épreuve à chaque respiration.

Chacune des 100 recettes est accompagnée de son contenu nutritionnel global et des nutriments spécifiques qu'elle fournit pour fortifier le système immunitaire. Toutefois, nous ne sirotons pas des chiffres mais des smoothies. Donc, ces recettes sont conçues pour séduire vos papilles gustatives et vous procurer la satisfaction d'un délicieux caprice.

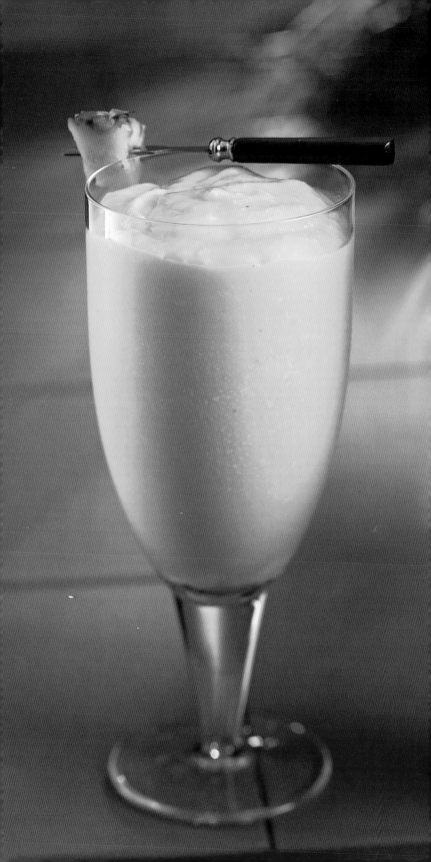

CHAPITRE 1

LA PHARMACIE ALIMENTAIRE – COMMENT LES NUTRIMENTS VOUS GARDENT EN SANTÉ

Des proverbes tels «Si on avait toujours des cerises et des raisins, on pourrait se passer de médecin» et «Dis-moi ce que tu manges, je te dirai qui tu es» sont vrais. Il existe une corrélation directe entre un régime alimentaire riche en nutriments et faible en gras, et notre capacité à rester en santé. Celle-ci dépend d'un élément vital: un système immunitaire fort qui monte la garde contre l'intrusion de micro-organismes nuisibles et qui les combat s'ils parviennent à infecter notre corps.

Nous sommes désormais en mesure d'identifier quels nutriments dynamisent notre système immunitaire, ce qui permet d'actionner ce précieux mécanisme et de le maintenir dans la meilleure forme qui soit. Ce chapitre est un cours intensif sur le système immunitaire, dont il vous présentera les multiples facettes. Vous découvrirez aussi quels nutriments sont essentiels pour garder ce système de défense aussi résistant que possible.

COMMENT VOTRE SYSTÈME IMMUNITAIRE VOUS PROTÈGE

Le système immunitaire est un ensemble de mécanismes de défense complémentaires qui protège contre l'infection en identifiant et en tuant les agents pathogènes – tout corps étranger qui déclenche une riposte immunitaire –, depuis les virus et les bactéries jusqu'aux parasites et aux champignons. La détection de ces agents pathogènes n'est pas chose aisée pour le système immunitaire: ils veulent survivre, donc s'adaptent à l'organisme hôte – en l'occurrence, votre corps – afin de passer inaperçus. Le système immunitaire doit donc réagir comme un commando bien entraîné: il est formé pour percer le camouflage, trouver l'agent pathogène et le détruire.

Tout organisme vivant – incluant les unicellulaires – est équipé d'un tel mécanisme de défense. Cependant, chez les espèces très développées comme l'être humain, il a évolué en un système complexe composé de plusieurs types de protéines, de cellules, d'organes et de tissus qui interagissent en réseau dynamique.

Le système immunitaire vous protège contre l'infection par des lignes successives de défense dont la spécificité s'accroît de l'une à l'autre. D'abord, il y a les barrières physiques – dites défenses non spécifiques – qui empêchent les agents pathogènes de s'introduire dans l'organisme. La barrière la plus évidente: votre enveloppe coriace de peau et de membranes externes. Aussi longtemps que la peau est exempte de blessures, depuis les égratignures et les brûlures jusqu'aux irritations produites par des substances chimiques, elle peut protéger l'intérieur du corps et prévenir sécuritairement toute intrusion du monde extérieur.

Les autres barrières protègent les parties internes de votre organisme qui sont vulnérables aux agents pathogènes. Par exemple, les enzymes de la salive et les poils du nez font partie du système immunitaire, et des actes involontaires, comme tousser et éternuer, expulsent des agents pathogènes de votre appareil respiratoire.

Dans votre estomac, l'acide gastrique agit comme une défense chimique contre les agents pathogènes. D'autres liquides organiques font aussi partie de cette première ligne de défense. Les larmes drainent vos yeux et l'urine expulse les agents pathogènes de votre appareil urinaire.

Si des agents pathogènes ou des toxines traversent les barrières non spécifiques, les défenses spécifiques (lesquelles seront décrites plus loin dans ce chapitre) sont activées. Afin que le système immunitaire fonctionne adéquatement, deux choses doivent se produire : votre organisme doit reconnaître qu'il a été envahi et la riposte immunitaire doit survenir rapidement avant que les agents pathogènes n'établissent une solide tête de pont.

Les organes qui vous gardent en santé

Comme nous le savons maintenant, le système immunitaire est un réseau complexe et dynamique qui lutte pour garder l'infection hors de l'organisme et qui la combat si elle s'infiltre. Quoique tous les composants du système immunitaire travaillent ensemble pour lutter contre les maladies, certains d'entre eux sont plus vitaux que d'autres. Par exemple, on peut vivre sans amygdales, mais non sans peau ou moelle des os.

Les organes impliqués dans le système immunitaire sont dits organes lymphoïdes et leur fonctionnement – de concert avec celui des vaisseaux lymphatiques – forme le système lymphatique. Les organes lymphoïdes travaillent ensemble pour produire les globules blancs, dits lymphocytes, qui sont les troupes de choc anti-infectieuses. Les globules blancs sont libérés dans le sang où ils jouent un rôle crucial pour nous garder en santé.

Le système lymphatique remplit trois fonctions connexes : il extrait l'excès de liquide des tissus organiques, absorbe les acides gras et transporte ces acides gras essentiels dans l'appareil sanguin. Le système comprend les éléments suivants.

- **Les nœuds lymphoïdes.** Petits organes (leur taille varie de quelques millimètres à un centimètre) en forme de fève rognon et à structure en alvéoles, les nœuds lymphoïdes sont situés partout dans l'organisme et sont connectés les uns aux autres par les vaisseaux lymphatiques. Ils sont parfois appelés, à tort, ganglions ; ce ne sont pas des glandes parce qu'ils ne sécrètent aucune substance. Les 500 à 600 nœuds lymphoïdes de notre organisme forment des amas aux aisselles, à l'aine, dans le cou, la poitrine et l'abdomen. Ces nœuds sont des composants du système lymphatique ; ils renferment des globules blancs et filtrent les particules étrangères. Ils enflent quand l'organisme lutte contre une infection, car les lymphocytes et les liquides s'y accumulent.
- **Les vaisseaux lymphatiques.** Réseau de canaux qui transportent les lymphocytes aux organes et dans le sang, le système lymphatique, au contraire de l'appareil sanguin, n'est pas un circuit fermé et n'est pas actionné par une pompe centrale comme votre cœur. Son mouvement est lent et sa pression, basse, à cause du péristaltisme – les contractions

musculaires régulières du tube intestinal – et de la lente contraction des muscles squelettiques. Toutefois, comme dans les veines, les lymphocytes voguent dans les vaisseaux dans une seule direction.

- **La rate.** Organe de la taille d'un petit poing, la rate est située dans la portion supérieure gauche de la cavité abdominale, derrière l'estomac et tout juste sous le diaphragme. Elle est maintenue en place par des ligaments fixés à d'autres organes, tels l'estomac et le rein. La rate agit comme un filtre. Elle détruit les vieux globules rouges et filtre le sang qui capture les corps étrangers.

- **Le thymus.** Organe composé de deux lobes liés l'un à l'autre par des bandes de tissu conjonctif, le thymus est situé au-dessus du cœur et sous la glande thyroïde. Chaque lobe se divise en deux compartiments : le cortex, ou compartiment externe, et la zone médullaire, ou compartiment interne. Les lymphocytes se divisent dans le cortex et, lorsque les lymphocytes T sont mûrs, ils migrent dans la zone médullaire, puis dans le flux sanguin. Quoique le thymus devienne un vestige au début de la puberté, il joue un rôle critique dans le développement du système immunitaire de l'enfant, à la fois avant et après la naissance et durant ses deux premières années de vie.

- **Les glandes adénoïdes.** Ces deux glandes situées à l'arrière des voies nasales, là où le nez rejoint la bouche, ont la même fonction que tous les autres tissus lymphoïdes : piéger les agents infectieux et produire des anticorps. À cause de leur position, ils nous défendent le plus souvent contre des agents pathogènes qui sont aspirés dans l'organisme.

- **Les amygdales.** Ces deux organes en forme d'amande sont situés à l'arrière de la gorge, ce qui leur permet de nous défendre contre les infections des voies respiratoires supérieures. Les amygdales, tout comme les glandes adénoïdes, sont fréquemment enlevées, particulièrement chez les enfants, à cause de leur propension à s'infecter. Dans ce cas, une intervention chirurgicale les retire, mais cela force les autres éléments du système immunitaire à travailler plus fort pour combler le vide.

- **Les vaisseaux sanguins,** qui comprennent les artères et les veines dans lesquelles circule le sang. Si on les plaçait bout à bout, les vaisseaux sanguins d'un corps humain normal s'étireraient sur une distance de près de 100 000 kilomètres.

- **La moelle osseuse.** Tissu spongieux à l'intérieur des cavités de nos os, la moelle osseuse produit d'abord toutes les cellules sanguines – les globules blancs (leucocytes), les globules rouges (érythrocytes) et les plaquettes sanguines – par un processus appelé hématopoïèse. Il y a deux types de moelle osseuse, la rouge et la jaune, dont la couleur plus pâle est attribuable au plus grand nombre de cellules grasses (adipocytes). La moelle rouge est présente surtout dans les os plats, comme les hanches et les clavicules, et la moelle jaune, dans la cavité intérieure du segment central des os longs.

Pourquoi les cellules sont vos troupes de choc

Toutes les cellules sanguines, y compris les lymphocytes, sont produites par des cellules souches dans la moelle osseuse. Si elles poursuivent leur développement dans la moelle osseuse, elles deviennent des lymphocytes B, tandis que les autres lymphocytes complètent leur maturation dans le thymus et deviennent des lymphocytes T. Ces deux groupes de cellules reconnaissent que des micro-organismes se sont infiltrés dans notre corps et passent alors à l'attaque.

La première phase vient de ce que ces cellules perçoivent la présence d'un antigène (une substance étrangère qui envahit l'organisme), lequel déclenche une réponse immunitaire. Le terme antigène a été forgé parce qu'il stimule la *génér*ation d'*anti*corps. Certains antigènes pénètrent dans le corps depuis l'extérieur ; nous pouvons les inhaler ou les ingérer avec des aliments. Ces antigènes provoquent fréquemment des réactions allergiques. D'autres antigènes sont générés à l'intérieur des cellules, résultant du métabolisme cellulaire normal ou d'une infection virale ou bactérienne.

Les lymphocytes B sont à l'origine des cellules productrices des protéines appelées anticorps et les sécrètent dans les liquides organiques. Les anticorps peuvent s'accrocher aux antigènes et nuire à leur fonctionnement. Sinon, ils peuvent provoquer une riposte inflammatoire qui attirera des polynucléaires neutrophyles, des monocytes et des macrophages (tous des types de globules blancs) sur le site de l'infection. La bactérie sera tuée de l'une ou l'autre de ces façons : la membrane de la cellule sera percée ou un antigène complémentaire sera activé, prenant pour cible le premier antigène comme s'il s'agissait d'une cellule saine (au fond, les deux antigènes se neutralisent l'un l'autre). Les lymphocytes B circulent librement dans le flux sanguin, mais ils ne peuvent pénétrer les tissus vivants.

Les lymphocytes T opèrent autrement. La principale différence vient de ce qu'ils sont créés incomplets ou immatures et qu'ils sont envoyés au thymus pour y être programmés afin de cibler un antigène spécifique. Un lymphocyte T peut se déplacer partout dans l'organisme et peut détruire les cellules pour lesquelles il a été programmé en se fixant à une cellule ciblée pour lui injecter de puissantes substances chimiques.

Les lymphocytes T se divisent en deux groupes. Les lymphocytes T cytotoxiques (les « tueurs ») détruisent les cellules infectées par des virus et d'autres agents pathogènes ou endommagées d'une manière ou d'une autre ; ce type de cellule est très important pour stopper la reproduction des virus. Les lymphocytes T auxiliaires règlent les ripostes immunitaires en communiquant avec les autres cellules et contribuent à déterminer le type de riposte immunitaire que l'organisme déclenchera contre un agent pathogène spécifique (songez à eux comme à des policiers dirigeant la circulation). Les lymphocytes T peuvent aider les lymphocytes B en amorçant une réaction en chaîne qui incitera les lymphocytes B à produire des plasmocytes. Ces plasmocytes commenceront alors à produire plus de lymphocytes B, ce qui fera croître les anticorps de façon exponentielle. D'autres lymphocytes T entrent alors en jeu pour contrôler le niveau d'antigènes présents dans l'organisme et arrêteront la production de lymphocytes B lorsque l'infection aura été éliminée.

Quoique ces cellules soient les deux types les plus importants, il y en a d'autres. Les polynucléaires, un type de leucocytes, sont un autre groupe de globules blancs dont le rôle premier est d'expulser de l'organisme les bactéries et les parasites. Ils enveloppent ces corps étrangers et les dégradent au moyen de puissantes enzymes.

Les macrophages sont des phagocytes, ou vidangeurs, qui contribuent au déclenchement et au contrôle de la riposte immunitaire. Ils collectent et ingèrent les antigènes, puis rapportent ces matières étrangères aux lymphocytes B et T qui les détruisent.

Les cellules dendritiques, un autre type, sont générées dans la moelle osseuse et fonctionnent d'une façon similaire. Elles sont surtout présentes dans les organes lymphoïdes, quoiqu'elles puissent se trouver dans le sang ou dans d'autres tissus organiques. Les cellules dendritiques capturent les antigènes et les rapportent à l'un des organes lymphoïdes pour déclencher une riposte immunitaire.

COMMENT NOUS NOUS DÉBARRASSONS DES ENVAHISSEURS

Maintenant que vous connaissez tous les joueurs, voici le résumé des règles de jeu ou, dans le cas présent, la mécanique de la riposte immunitaire. La membrane de presque toutes les cellules est hérissée de protéines variées, lesquelles composent le complexe majeur d'histocompatibilité, ou CMH. Les molécules du CMH transportent des fragments de protéine de l'intérieur de la cellule jusqu'à sa surface, où ils sont présentés au système immunitaire. Les lymphocytes T reconnaissent un antigène seulement s'il est transporté à la surface de la cellule par l'une des molécules du CMH de l'organisme.

Les éclaireurs entrent alors en jeu. D'abord, un macrophage ou une cellule dendritique – dite cellule présentant l'antigène, ou CPA – commence à travailler conjointement avec un lymphocyte B ou un lymphocyte T. Si la CPA présente un antigène à sa surface à un lymphocyte B, celui-ci est incité à proliférer et à produire des anticorps qui s'attacheront spécifiquement à l'antigène. Ceux-ci détruisent ensuite l'antigène. Si la CPA présente l'antigène à un lymphocyte T, celui-ci est activé pour tuer l'antigène.

Combattre les radicaux libres par les antioxydants

Le rôle de l'oxygène dans nos vies est un bienfait relatif. Il est essentiel au maintien de la vie, mais, du même coup, il endommage nos cellules. Pour l'exprimer dans les termes les plus simples, un antioxydant est une substance du régime alimentaire qui réduit les dommages cellulaires causés par l'oxygène.

Lorsque les molécules sont affligées par l'oxygène, où qu'elles soient dans l'organisme, on dit que ce sont des radicaux libres. Malheureusement, nous ne possédons pas d'arme magique pour empêcher les molécules de se transformer en radicaux libres parce que c'est un effet naturel du métabolisme. Plus encore, la pollution de l'environnement a accru le nombre de radicaux libres dans nos corps. Par conséquent, nous avons un besoin plus grand d'antioxydants.

Les dommages cellulaires causés par les radicaux libres peuvent mener à tout, depuis les maladies cardiaques jusqu'au cancer. Atténuer leurs effets au moyen des antioxydants est donc crucial pour votre santé. Même la formule des crèmes solaires est désormais élaborée avec des nutriments antioxydants pour contrecarrer les effets du rayonnement ultraviolet, l'une des causes environnementales des dommages cellulaires.

Nous savons maintenant que le maintien d'un régime alimentaire riche en antioxydants – présents dans les fruits et les légumes frais – est une façon de stimuler le système immunitaire. De nombreuses fonctions protectrices des cellules immunitaires dépendent de la fluidité de la membrane cellulaire. Les radicaux libres réduisent cette fluidité et empêchent les cellules du système immunitaire de remplir leurs tâches assignées.

Un peu de chimie est nécessaire pour comprendre comment les antioxydants et les radicaux libres interagissent. Le corps humain se compose d'un grand nombre de types différents de cellules, et les cellules elle-mêmes se composent d'un grand nombre de types différents de molécules. Les molécules sont constituées d'un ou de plusieurs atomes d'un ou de plusieurs éléments réunis par des liaisons chimiques.

Comme vos cours de sciences vous en ont laissé probablement le souvenir, les atomes se composent d'un noyau, de neutrons, de protons et d'électrons. Les protons – des particules d'énergie positive – sont situés dans le noyau de l'atome, tandis que les électrons – des particules d'énergie négative – entourent l'atome. Les électrons orbitent autour de l'atome en une ou plusieurs loges, et la caractérisque structurale la plus importante pour déterminer le comportement chimique d'un atome réside dans le nombre d'électrons dans ses loges externes. Quand sa loge extérieure est complète, une substance est inerte. Cependant, un atome cherchera à compléter sa loge externe en attirant ou en se délestant d'électrons, ou en partageant ses électrons par des liaisons avec d'autres atomes.

Normalement, les liaisons ne se rompent pas de manière qu'une molécule se retrouve avec un électron dépareillé, impair. Toutefois, quand des liaisons faibles se brisent, des radicaux libres sont formés. Ils s'en prennent alors à la molécule stable la plus proche pour lui voler l'électron nécessaire à leur propre stabilité. Cela provoque une réaction en chaîne. Lorsque la molécule «attaquée» perd son électron, elle devient un radical libre à son tour. Les antioxydants sont connus pour être les «charognards des radicaux libres»: ils les neutralisent en leur donnant un de leurs électrons, ce qui met fin à la chaîne des «vols» d'électrons.

Les nutriments antioxydants ne deviennent pas eux-mêmes des radicaux libres quand ils distribuent des électrons parce qu'ils sont stables, quelle que soit leur forme. Ainsi, ils parcourent l'organisme en se comportant comme de bons domestiques, balayant les radicaux libres avant qu'ils n'infligent des dommages aux cellules et aux tissus. Par exemple, le cholestérol de votre organisme est sans danger jusqu'à ce qu'il s'oxyde; alors, il commence à se fixer à vos vaisseaux sanguins et à obstruer vos artères, ce qui peut causer des maladies cardiaques et des accidents cérébrovasculaires.

COMMENT UTILISER LES ALIMENTS FONCTIONNELS POUR ÊTRE EN SANTÉ

Votre système immunitaire constitue la première ligne de défense de l'organisme contre les bactéries, les virus et les autres envahisseurs étrangers. Cependant, le système immunitaire peut combattre l'infection seulement s'il est sans cesse approvisionné en «armes» adéquates. Les aliments sont les voies de ravitaillement essentielles pour le soutien des troupes.

À de rares exceptions près – comme notre capacité de produire de la vitamine D quand nous nous exposons au soleil –, la consommation d'aliments à très forte teneur en nutriments spécifiques qui dynamisent le système immunitaire s'avère la meilleure façon pour notre organisme d'avoir accès à ces combattants clés des maladies. L'organisme a un besoin quotidien de protéines, d'acides gras, de vitamines et de minéraux. Idéalement, ces nutriments devraient provenir des aliments que nous mangeons; la solution de rechange est d'avoir recours aux suppléments vitaminiques et minéraux.

Les vitamines sont soit hydrosolubles (eau), soit liposolubles (gras). Les vitamines hydrosolubles ne sont stockées dans l'organisme que pendant un très court laps de temps, au-delà duquel elles sont évacuées par les reins et excrétées dans l'urine. La totalité du complexe de vitamines B, y inclus la vitamine B_6 qui stimule le système immunitaire, et la vitamine C gorgée d'antioxydants font partie de ce groupe.

Les vitamines liposolubles sont absorbées par les acides biliaires (les liquides organiques qui digèrent les graisses). Une fois assimilées, votre corps les emmagasine dans le foie et dans les réserves lipidiques de l'organisme, d'où il les extrait au besoin. Les vitamines liposolubles les plus importantes pour le système immunitaire sont la vitamine A et la vitamine E.

Alors qu'il est possible d'identifier le niveau exact de vitamines dans les aliments que nous consommons, leur contenu minéral varie selon plusieurs facteurs. Il en est ainsi parce que les minéraux sont issus de la terre ou de l'eau, et que les plantes et les animaux les absorbent pour obtenir des nutriments. Le contenu minéral des aliments dépend conséquemment:

- du contenu minéral du sol dans lequel les aliments ont été cultivés;
- des minéraux présents dans l'eau utilisée pour l'irrigation ou pour l'alimentation des animaux d'élevage;
- du contenu minéral des aliments consommés par les animaux d'élevage.

Le magnésium, le manganèse, le sélénium, le cuivre, le fer et le zinc sont les minéraux associés de près à un système immunitaire vigoureux.

Il est préférable d'obtenir les vitamines et les minéraux par les aliments plutôt que d'un comprimé. Les nutriments doivent être pris en tandem afin que l'organisme en retire les plus grands bénéfices, mais les comprimés de suppléments ne contiennent pas les mêmes phytonutriments que la nourriture. Par exemple, le fer est mieux assimilé quand il est pris avec de la vitamine C, et la vitamine D favorise l'absorption du calcium (c'est pourquoi la plupart des laits sont enrichis de vitamine D).

Au cours de la dernière décennie, la communauté nutritionnelle internationale a entrepris la promotion d'un régime alimentaire qui va au-delà du simple maintien de la santé du système immunitaire, pour lui en substituer un qui contribue activement à la prévention des maladies et qui rend le système immunitaire apte à combattre les maladies au besoin. Une étude publiée dans l'*European Journal of Clinical Nutrition* mentionne ce régime alimentaire sous l'appellation d'«aliments fonctionnels», laquelle est utilisée par les membres de l'Union européenne; aux États-Unis, on emploie couramment le terme «nutraceutiques», tandis que, au Canada, on parle tout autant d'aliments fonctionnels que de nutraceutiques.

Les aliments fonctionnels sont des aliments conventionnels consommés dans le cadre d'un régime alimentaire normal qui renferme de grandes quantités de nutriments qui dynamisent le système immunitaire. Toutes les recettes de smoothies dans ce livre ont été élaborées avec des ingrédients qui se classent parmi les aliments fonctionnels. L'avantage de les consommer dans un smoothie est que vous atteignez le but premier, soit combiner des aliments et des nutriments complémentaires, facilement et délicieusement.

COMMENT LES NUTRIMENTS DYNAMISENT VOTRE SYSTÈME IMMUNITAIRE

Régulièrement, Santé Canada joint ses forces à celles d'Agriculture et Agroalimentaire Canada pour proposer aux Canadiens les moyens de promouvoir la santé et de prévenir les maladies. En 2007, année du rapport le plus récent, les équipes de chercheurs ont découvert que de nombreux citoyens consomment plus de calories que celles nécessaires sans atteindre les apports nutritionnels recommandés en ce qui a trait à de nombreux nutriments essentiels. Ces nutriments incluent :

- chez les adultes, le calcium, le potassium, les fibres alimentaires, le magnésium, et les vitamines A, C et E ;
- chez les enfants et les adolescents, le calcium, le potassium, les fibres alimentaires, le magnésium et la vitamine E.

Prémisse additionnelle des balises alimentaires fédérales, ces nutriments devraient d'abord provenir d'aliments dits «à haute densité nutritionnelle», c'est-à-dire qui fournissent des quantités substantielles de vitamines et de minéraux et relativement peu de calories. La raison pour laquelle il est primordial d'obtenir ces nutriments de la nourriture plutôt que de suppléments alimentaires tient à ce que la nourriture contient aussi des centaines d'autres substances naturelles, comme les caroténoïdes et les flavonoïdes, lesquels peuvent vous protéger contre les maladies chroniques. Vous trouverez tous ces nutriments dans les fruits, les noix et les autres ingrédients utilisés dans les recettes de smoothies de ce livre, en plus des protéines et des glucides dont l'organisme a aussi besoin pour fonctionner normalement.

Les nutriments-vedettes

Certains nutriments jouent un rôle plus capital que d'autres dans le dynamisme du système immunitaire. Vous trouverez ci-dessous les nutriments les plus importants pour garder votre système immunitaire au sommet de sa forme et pour le stimuler au besoin pour combattre la maladie.

- **L'acide folique** – La première ligne de défense de votre système immunitaire est la peau et c'est là où l'acide folique devient important. L'acide folique est une vitamine du complexe B dont on reconnaît l'importance surtout pendant la grossesse, car elle prévient les anomalies congénitales ; toutefois, sa portée est beaucoup plus grande. L'acide folique contribue à la production et à l'entretien des nouvelles cellules de la peau ; en outre, il est nécessaire à la production de l'ADN et de l'ARN, les éléments constitutifs des cellules.
- **Les acides gras oméga-3** – Les recherches récentes démontrant que les acides gras oméga-3 pourraient constituer un important moyen de défense contre tout et n'importe quoi, depuis les maladies cardiovascu-

laires jusqu'à la dépression et la polyarthrite rhumatoïde, ont poussé les poissons gras comme le saumon au sommet de la liste des aliments essentiels. Ces gras polyinsaturés (présents aussi dans les noix et les graines de lin) contribuant à prévenir les maladies, ils devraient être considérés comme vitaux pour la santé du système immunitaire. Les cellules de votre organisme sont entourées d'une membrane composée essentiellement d'acides gras ; en la traversant, les nutriments entrent dans la cellule, et les déchets sont éliminés de celle-ci. On a démontré que les acides gras oméga-3 contenus dans la membrane cellulaire activent une enzyme qui empêche la croissance des tumeurs. En outre, ils accroissent l'activité des phagocytes, les globules blancs qui dévorent les bactéries.

- **L'acide lipoïque** – Ce nutriment est vital, car il contribue à transformer le glucose (sucre sanguin) en énergie pour répondre aux besoins de l'organisme. L'acide lipoïque est le seul antioxydant qui puisse désactiver des radicaux libres peu importe l'environnement, hydrosoluble ou liposoluble. Dans son rôle d'antioxydant, il prévient les dommages aux nerfs causés par l'oxygène. On a aussi démontré qu'il renforce l'effet d'autres antioxydants comme les vitamines C et E.

- **Les caroténoïdes** – Le bêtacarotène, qui donne leur couleur orangée à des aliments comme les carottes, les patates douces, les pêches et les papayes, est le membre de ce groupe à propos duquel vous lirez peut-être le plus, mais il en existe beaucoup d'autres dans cette catégorie très répandue des pigments naturels. Tous les caroténoïdes fournissent ce qu'on appelle la provitamine A, que l'organisme transforme en vitamine A1 (aussi appelée rétinol), la forme active de la vitamine A. Le lycopène, qui donne aux tomates leur couleur rouge, est un caroténoïde dont on a beaucoup parlé dans les médias à cause de son rôle dans la prévention des maladies cardiaques (le lycopène fonctionnant un peu différemment de la majorité des composés producteurs de pigments, on en parlera séparément plus loin). Les caroténoïdes sont de puissants antioxydants. Par conséquent, ils améliorent le fonctionnement du système immunitaire. Par bonheur, il existe un véritable arc-en-ciel de fruits riches de ces précieux nutriments.

- **Le cuivre** – Deux délicieux ingrédients des smoothies, les graines de sésame et les graines de tournesol, ont une teneur particulièrement élevée de ce minéral. Le cuivre est un composant essentiel de nombreuses enzymes ; il joue donc un rôle dans de nombreux processus physiologiques. Presque tout le cuivre contenu dans votre sang est incorporé dans un composé, la céroluplasmine, une enzyme favorisant l'oxydation des minéraux, dont le fer.

- **La cystéine** – De nombreuses recettes de smoothies contiennent du yogourt – notamment pour sa teneur en cystéine. La cystéine est un acide aminé qui protège les cellules contre les dommages des radicaux libres. Elle décompose aussi les protéines contenues dans le mucus qui se loge dans les poumons, ce qui aide grandement le système respiratoire.

- **Les flavonoïdes** – Ce terme s'applique à plus de 6 000 substances différentes présentes dans les plantes et responsables de leurs couleurs. La plupart des flavonoïdes fonctionnent à titre d'antioxydants dans votre organisme et contrôlent l'inflammation – la riposte naturelle de votre corps au danger –, afin que le système immunitaire ne soit pas excessivement stimulé. Leur ultime bénéfice tient à ce qu'ils peuvent agir comme des antibiotiques en perturbant l'évolution de certains virus ou bactéries (par exemple, cette action antivirale s'est avérée efficace contre le virus herpès simplex).

- **La glutamine** – Votre organisme synthétise cet acide aminé à partir d'un autre acide aminé, dit acide glutamique ou glutamate. Outre qu'elle contribue à la santé de votre tube intestinal, la glutamine aide à maintenir l'équilibre acidobasique de l'organisme. Son rapport avec votre système immunitaire tient à ce qu'elle sert de précurseur (un produit chimique transformé en un autre composé) au glutathion, un antioxydant.

- **Le fer** – Maintenir un niveau adéquat de ce minéral est crucial parce que le fer est au cœur de la molécule d'hémoglobine, laquelle est le composé transporteur d'oxygène des globules rouges. Son rôle dans le système immunitaire est général, mais un bon apport de fer alimentaire contribue à optimiser les niveaux de fer dans le sang.

- **Le lycopène** – Membre de la famille des caroténoïdes, le lycopène est le plus souvent associé à la couleur rouge des tomates, quoiqu'on le trouve dans des aliments aussi différents que la pastèque et les arachides. Au contraire de plusieurs de ses cousins caroténoïdes, le lycopène ne se transforme pas en vitamine A; il s'ensuit que ses bénéfices pour la santé proviennent de sa puissance antioxydante. On croit aussi qu'il intervient dans la prévention des maladies cardiaques en empêchant les dommages des radicaux libres au cholestérol LDL. Avant que ce dernier ne se dépose en plaques qui durcissent et rétrécissent les artères, il doit être oxydé par les radicaux libres. Grâce à sa puissante activité antioxydante, le lycopène peut empêcher l'oxydation du cholestérol LDL.

- **Le magnésium** – Comme tous les minéraux, le magnésium ne peut être fabriqué par l'organisme. Par conséquent, il doit être présent en abondance dans notre régime alimentaire. De nombreuses réactions chimiques dans l'organisme impliquent la présence d'enzymes, lesquelles sont les protéines spéciales qui contribuent à déclencher les réactions chimiques. Plus de 300 enzymes différentes dans l'organisme requièrent du magnésium pour fonctionner. Il est impliqué aussi dans le métabolisme des glucides, afin de libérer l'énergie quand nous en avons besoin, et dans la synthèse des protéines lorsque les cellules en assemblent.

- **Le manganèse** – Ce minéral est à la fois essentiel et potentiellement toxique (s'il est ingéré en quantités suffisamment grandes). Il joue un rôle crucial dans bon nombre de processus physiologiques à titre de constituant de certaines enzymes et d'activateur pour d'autres. Le manganèse fait partie de la principale enzyme antioxydante dans les mitochondries (les productrices d'énergie de la cellule). Et comme les mitochondries consomment plus de 90 % de l'oxygène utilisé par les cellules, elles sont particulièrement vulnérables au stress oxydatif.

- **Le potassium** – Comme le magnésium, le potassium est un joueur d'arrière-plan dans le dynamisme de votre système immunitaire. Vous devez en avoir un niveau adéquat dans l'organisme afin que les éléments du système immunitaire soient libres de combattre l'infection. Comme le sodium et le chlorure, le potassium est un membre de la famille des électrolytes chez les minéraux. Il est important pour garder vos muscles et vos nerfs en bon état de marche et pour conserver le juste équilibre acidobasique dans votre organisme.

- **Les protéines** – Les protéines sont des molécules complexes formées de divers acides aminés, lesquels sont, eux aussi, composés de nombreux éléments chimiques variés. Les acides aminés se divisent en acides aminés essentiels – ceux que l'organisme ne peut produire par lui-même et qui doivent provenir du régime alimentaire – et en acides aminés non essentiels – ceux que l'organisme peut produire, quoiqu'il soit plus efficace de les obtenir par la nourriture, parce que celle-ci en possède des taux plus élevés que ce que l'organisme peut produire. Les protéines sont la principale source d'énergie de l'organisme, fournissant quatre calories par gramme. Dans les mécanismes complexes du système immunitaire, elles sont nécessaires pour la production d'anticorps. Les anticorps sont des protéines qui se fixent aux antigènes (les virus, les bactéries ou tout autre agent étranger) et les désactivent afin qu'ils soient détruits.

- **Le sélénium** – Cet oligo-élément est nécessaire quotidiennement dans votre régime alimentaire, mais seulement en infimes quantités; en fait, la quantité dans les aliments est mesurée en microgrammes, un microgramme équivalent à un millième d'un milligramme. Alors que le contenu minéral d'un aliment dépend du sol dans lequel on le cultive, le sélénium semble particulièrement sensible aux variations dans le sol. La raison première de sa présence dans le système immunitaire est de protéger les cellules contre les dommages oxydatifs. Pour y arriver, il travaille avec un groupe de nutriments – dont les vitamines C et E – pour empêcher les molécules d'oxygène de devenir trop réactives. Le sélénium empêche aussi les dommages à l'ADN, inhibant ainsi la multiplication des cellules cancéreuses.

- **La vitamine A** – Liposoluble, la vitamine A est souvent présentée comme la vitamine «anti-infectieuse» à cause de son rôle dans le maintien de la santé du système immunitaire. La provitamine A se trouve dans les aliments d'origine animale comme les œufs et le lait. Votre organisme convertit aussi les caroténoïdes, présents dans de nombreux fruits et légumes, en vitamine A. Cette vitamine améliore l'activité des globules blancs, accroît la riposte des anticorps contre le danger et assume aussi une fonction antivirale. En outre, elle contribue à la santé de la peau et des muqueuses, les premières lignes de défense du système immunitaire.

- **La vitamine B$_6$** – Les enzymes sont les protéines qui favorisent les réactions chimiques dans votre organisme, et la vitamine B$_6$ est impliquée dans plus de 100 réactions enzymatiques. Il est difficile de trouver une catégorie de molécules dans votre organisme qui ne dépende pas d'elle d'une manière ou d'une autre. De nombreux éléments constitutifs des protéines, les acides aminés, requièrent un approvisionnement adéquat de vitamine B$_6$ pour leur synthèse. En outre, elle joue un rôle dans la formation de toute nouvelle cellule. Cette vitamine prête aussi son concours dans la transformation des glucides quand votre organisme a besoin d'énergie.

- **La vitamine C** – Les marins britanniques furent surnommés «limeys» au XVIIIe siècle parce qu'ils découvrirent que la consommation de limes – une excellente source de vitamine C – prévenait le scorbut, une maladie des gencives et de la peau. Aussi appelée acide ascorbique, la vitamine C est assez puissante pour prévenir le brunissement de fruits comme les pommes et les avocats. La prévention correspond exactement au rôle qu'elle joue dans votre système immunitaire. Ce nutriment hydrosoluble doit être consommé sur une base régulière (tout surplus est excrété par l'organisme) et, comme les humains sont l'une des rares espèces animales incapables de produire de la vitamine C, il est essentiel d'en consommer régulièrement une quantité suffisante. Elle fonctionne dans votre système immunitaire à titre de puissant antioxydant qui prévient les dommages cellulaires causés par l'oxygène. Elle prévient aussi les dommages cellulaires aux lipides, les matières grasses et huileuses dans notre organisme.
- **La vitamine E** – Cette vitamine liposoluble est en réalité une famille entière qui existe sous huit formes différentes. Son importance réside dans ce qu'elle prévient qu'un état, dit stress oxydatif, ne se développe dans vos cellules. La vitamine E collabore avec la vitamine C, le sélénium et d'autres nutriments pour empêcher les molécules d'oxygène de devenir trop réactives et d'endommager la structure des cellules environnantes.
- **Le zinc** – Comme le cuivre et le manganèse, le zinc est un oligo-élément dont nous avons besoin chaque jour, mais en petite quantité seulement. Les fonctions du zinc comprennent la fabrication de l'ADN et de l'ARN à l'intérieur du noyau des cellules, et l'équilibre du taux de sucre dans le sang et du taux métabolique. Dans le système immunitaire, le zinc est important pour le fonctionnement des lymphocytes. Une carence de zinc peut diminuer à la fois le nombre de ces globules blancs essentiels et leur riposte contre les antigènes.

À PROPOS DES TROUBLES AUTO-IMMUNES

Il semblerait logique que si vous fournissez régulièrement à votre système immunitaire les nutriments adéquats en quantité suffisante, tout devrait aller pour le mieux. Malheureusement, pour les gens victimes de troubles auto-immunes, ce n'est pas si simple. Ces troubles peuvent mettre le système immunitaire sens dessus dessous.

À tout moment, votre organisme compte des milliards de lymphocytes B et de lympocytes T programmés pour trouver un antigène spécifique et le détruire. Toutefois, dans certains cas, une cellule est créée, mais ne suit pas son protocole. Plutôt que de cibler et de détruire l'antigène infiltré, comme un virus ou une bactérie, elle attaque les cellules et les tissus sains de l'organisme.

Un tel désordre peut avoir des causes diverses. Dans certains cas, les lymphocytes B tournent mal et produisent des anticorps qui se fixent sur des cellules qui ne sont pas nocives. Ensuite, ces anticorps commencent à se multiplier et à détruire de «bonnes cellules». Du côté des lymphocytes T, la cause est un mauvais fonctionnement interne du thymus. À l'occasion, le thymus échoue à programmer correctement les lymphocytes T ; il leur fournit le code génétique d'un tissu organique ou d'une autre cellule dont votre organisme a besoin pour fonctionner. Ces lymphocytes T mal programmés se fixent alors à des tissus sains qu'ils entreprennent de détruire.

Il existe plus de 80 types de maladies auto-immunes et plusieurs d'entre elles partagent des symptômes similaires. Par exemple, le lupus et la poly-arthrite rhumatoïde – deux maladies de l'auto-immunisation parmi les plus cou-rantes – causent toutes deux la rigidité et des douleurs articulaires. Dans le cas du lupus, il se produit une enflure et des dommages aux articulations, à la peau, aux vaisseaux sanguins et aux organes. Dans le cas de la polyarthrite rhumatoïde, l'inflammation commence dans les tissus qui forment la doublure de l'articu-lation et s'étend à l'ensemble de celle-ci, provoquant des douleurs musculaires, un affaiblissement et une déformation articulaire.

D'autres types de maladies auto-immunes portent atteinte à un seul organe ou tissu ; par exemple, la thyroïdite de Hashimoto implique une insuffisance de la glande thyroïde, tandis que la maladie de Graves résulte d'une hyperthyroïdie. Par ailleurs, la maladie cœliaque, la maladie de Crohn et la recto-colite hémor-ragique affectent toutes le système gastro-intestinal.

Alors qu'on ne comprend pas tout ce qui concerne les troubles auto-immunes, certaines causes sont désormais reconnues par de nombreuses auto-rités médicales. Les origines de ces troubles incluent des virus qui changent l'information à l'intérieur des cellules, les rayons solaires et d'autres types de radiations, certains produits chimiques, des drogues et des médicaments. Il y a aussi un lien apparent avec les hormones sexuelles, puisque beaucoup plus de femmes que d'hommes souffrent de maladies auto-immunes.

À l'heure actuelle, il n'existe pas de remèdes contre ces troubles ; toutefois, le maintien du système immunitaire en bonne santé peut atténuer certains symptômes débilitants. C'est ici que les smoothies de ce livre peuvent donner un coup de pouce ; les recettes ont été élaborées pour dynamiser le système immunitaire grâce à des nutriments clés.

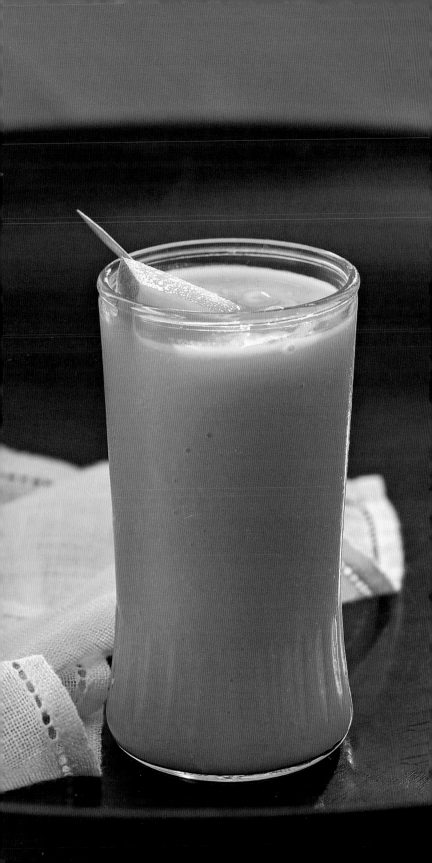

CHAPITRE 2
DES ALIMENTS
QUI VOUS DYNAMISENT

Voici une réalité merveilleuse : manger de savoureux fruits peut réellement améliorer votre santé en fortifiant votre système immunitaire ! Cependant, quoiqu'il n'existe pas de fruit qui soit mauvais pour vous, certains sont plus riches que d'autres de ces nutriments dont vous avez besoin pour stimuler votre système immunitaire. Dans ce chapitre, vous apprendrez tout ce qu'il y a à savoir sur ces fruits et les nutriments qu'ils contiennent. Une fois que vous aurez saisi les éléments de base, vous pourrez commencer à improviser vos propres recettes de smoothies.

Vous noterez que la plupart des recettes dans ce livre contiennent plus d'ingrédients que les seuls fruits et leurs dérivés. Ces ingrédients, « membres de l'équipe de soutien », vont des produits laitiers comme le yogourt jusqu'au tofu à base de soya, en passant par certaines poudres et autres produits aux grandes propriétés nutritionnelles, comme l'huile de lin (riche en acides gras oméga-3). Ces ingrédients « en prime » rehaussent la saveur et la texture des smoothies, tout en apportant leur propre contribution nutritionnelle aux mélanges.

L'IMPORTANCE DES PRODUITS BIOLOGIQUES

Tout autant pour votre organisme que pour la planète, il est essentiel d'utiliser des ingrédients biologiques chaque fois que c'est possible. Le terme « biologique » est resté plus ou moins vague jusqu'en 2001, alors que le département de l'Agriculture des États-Unis a établi des normes qui définissaient clairement le sens du terme, à la fois pour les produits alimentaires et les pratiques agricoles. En 2005, 25 pays de l'Union européenne appliquaient une réglementation sur la production des produits biologiques. Pour sa part, depuis 2007, le Canada est en voie de mettre ses règles en application.

L'agriculture biologique interdit l'usage de la plupart des engrais et pesticides de synthèse, de même que les fertilisants tirés des boues d'égout, le génie génétique, les hormones de croissance, l'irradiation, les antibiotiques et les ingrédients artificiels. Les antioxydants dans notre organisme doivent travailler encore plus fort de nos jours pour lutter contre les ravages des polluants environnementaux, et l'agriculture biologique fait sa part en prenant position contre la pollution.

Quand vous voyez des viandes, des œufs ou des produits laitiers affichant l'étiquette biologique, vous savez qu'on n'a pas injecté de médicaments ou d'hormones de croissance aux animaux et que ceux-ci ont été élevés dans des conditions leur permettant de faire de l'exercice et d'être traités décemment.

En termes écologiques, les pratiques agricoles biologiques sont respectueuses de l'environnement. La fertilité du sol et la gestion des nutriments des cultures doivent être orientées pour améliorer les conditions du sol, réduire au minimum l'érosion et prévenir la contamination des récoltes. Les producteurs agricoles appliquent des méthodes de rotation des cultures et fertilisent avec du fumier animal composté et des débris végétaux plutôt qu'avec des produits chimiques. Le contrôle des animaux nuisibles s'effectue au moyen de pièges plutôt que par épandages chimiques, et les paillis en plastique sont interdits.

LES GROS COGNEURS

Chacun des ingrédients de ces recettes de smoothies a été sélectionné pour une raison particulière. Ils renferment un taux élevé de nutriments et de phytonutriments nécessaires pour garder votre système immunitaire excellent et sur le qui-vive pour lutter contre les radicaux libres et faire échec aux infections.

Je vous présente ci-dessous les fruits et autres ingrédients que vous trouverez le plus souvent dans les super smoothies.

Les fruits et quelques légumes

- **Les abricots** – Frais ou séchés, les délicieux abricots sont une aubaine pour votre système immunitaire, parce qu'ils fournissent une quantité considérable de vitamine A. Ils contiennent aussi du lycopène, un puissant antioxydant.
- **L'ananas** – Le goût d'un ananas juteux constitue un délicieux équilibre doux-amer. Dans le régime alimentaire, il n'y a pas de fruit qui soit une meilleure source de manganèse, et son contenu de vitamine C est élevé. En prime, l'ananas contient de la broméline, une enzyme qui facilite la digestion et réduit l'inflammation.
- **Les avocats** – Comme les bananes, les avocats donnent une texture crémeuse aux smoothies sans recourir à un produit laitier ; en outre, leur riche goût de beurre leur permet de se combiner harmonieusement tant aux fruits qu'aux légumes. Ils sont une excellente source de vitamine K – indispensable pour la coagulation adéquate du sang –, mais aussi de potassium, d'acide folique et de fibres alimentaires.
- **Les bananes** – Vous trouverez plusieurs recettes de smoothies, ici et ailleurs, qui comptent des bananes comme ingrédient. C'est parce que leur texture agit comme un liant pour émulsifier le smoothie sans imposer un goût trop prononcé. Les bananes sont une véritable mine d'or de vitamine B_6 et contiennent beaucoup de potassium, mais peu de sodium.
- **Les bleuets** – Une étude de l'université Tufts de Boston a démontré que les bleuets sont les fruits ayant l'activité antioxydante la plus élevée et une tasse de bleuets ne contient que 80 calories. Ces baies sont une fantastique source de vitamine C et leur pigment bleu-rouge est gorgé de phytonutriments, les anthocyanidines, qui neutralisent les dommages causés par les radicaux libres.
- **Les canneberges** – Il y a maintenant plus d'une décennie, l'American Medical Association a validé scientifiquement la croyance largement répandue selon laquelle le jus de canneberge réduit le risque d'infections

urinaires. Cela vient de ce que les canneberges contiennent un agent antibactérien, l'acide hippurique, qui limite la capacité de la bactérie de se fixer aux parois de l'appareil urinaire. Ces baies aigres, indigènes à l'Amérique du Nord, contiennent aussi de la vitamine C et des fibres alimentaires.

- **Le cantaloup** – La couleur orange vif d'un cantaloup devrait être un indice que ce fruit faiblement calorique – une portion d'une tasse contient à peine 56 calories – est riche en bêtacarotène. En outre, une portion d'une tasse fournit plus de 100 % de l'apport nutritionnel recommandé, ou ANR (la quantité d'un nutriment qu'on recommande de manger chaque jour), de vitamine A et de vitamine C. Enfin, le cantaloup (dit aussi melon brodé) est une bonne source de potassium, de vitamine B_6 et d'acide folique.

- **Les carottes** – Qu'on l'ajoute aux smoothies ou que sa saveur sucrée et son humidité entrent dans la composition du gâteau aux carottes, ce légume racine reste aussi bon. Une carotte moyenne fournit plus de deux fois l'apport nutritionnel recommandé de vitamine A (une portion d'une tasse de carottes procure plus de 400 % de l'ANR). Les carottes sont aussi une bonne source de vitamines C et K et de potassium.

- **Les fraises** – Les polyphénols des fraises sont responsables de leur couleur rouge vif et de leur pouvoir antioxydant qui protège contre les maladies cardiaques et l'inflammation. Source fantastique de vitamine C, les fraises contiennent aussi des quantités significatives de manganèse et de fibres alimentaires.

- **Les framboises** – Comme les mûres, les framboises sont de la même famille que les roses. Elles ont tout un punch antioxydant et, de plus, elles affichent une très forte concentration d'acide ellagique, un puissant phytonutriment. Enfin, les framboises constituent une excellente source de manganèse, de vitamine C et de fibres alimentaires.

- **Le kiwi** – Alors qu'on vante les agrumes pour leur richesse en vitamine C, aucun fruit ne peut rivaliser avec ce ressortissant de la Nouvelle-Zélande. Par gramme, il contient 10 % de vitamine C de plus que les agrumes. Plus encore, la chair vert vif du kiwi abrite de puissants antioxydants, dont certains protégeraient l'ADN du noyau des cellules contre les ravages des radicaux libres.

- **Les mangues** – Parfumées et juteuses, les mangues sont une formidable source de vitamine C, sans compter leur teneur élevée en bêtacarotène, que votre organisme transforme en vitamine A. Fruit qui se marie à merveille avec d'autres délices tropicaux comme l'ananas et la noix de coco, la mangue est tout aussi compatible avec des fruits de climats plus froids comme les fraises.

- **Les mûres** – Comme les bleuets, les mûres sont une excellente source de flavonoïdes. Elles sont aussi une très bonne source de vitamine C, de fibres alimentaires et de manganèse, et contiennent de la vitamine E, de l'acide folique et du magnésium.

- **Les oranges** – Nous savons tous qu'un verre de jus d'orange fraîchement pressée est une excellente façon de partir du bon pied et que cela stimule le système immunitaire – en fait, des études récentes ont démontré que l'organisme assimile beaucoup mieux la vitamine C du jus d'orange que celle d'un supplément nutritionnel. Une orange contient 116 % de la vitamine C dont vous avez besoin chaque jour, en plus d'être une bonne source de fibres alimentaires et d'acide folique. Elle renferme aussi une grande variété de phytonutriments.

- **Le pamplemousse** – L'attrait du pamplemousse va au-delà des nutriments qu'il renferme, dont un apport significatif de vitamine C. Il contient des phytonutriments, les limonoïdes, qui favorisent la formation d'une enzyme désintoxicante. Si possible, achetez un pamplemousse rouge ou rose plutôt qu'un blanc ; la chair rosée tient sa pigmentation du lycopène, le même antioxydant qui se trouve dans les tomates.
- **La papaye** – Ce bijou des tropiques contient des nutriments en abondance. La papaye est une fabuleuse source de vitamine C et d'acide folique, et elle renferme de généreuses quantités de potassium et de vitamines A et E. En outre, sa teneur en flavonoïdes est très élevée.
- **La pastèque** – Les tomates ne sont pas le seul fruit à offrir la protection antioxydante du lycopène ; la pastèque en est une autre excellente source. Ce fruit faible en calories contient aussi des vitamine A et B_6.
- **Les pommes** – Les flavonoïdes sont les nutriments-vedettes des pommes ; la peau est une excellente source de quercitine, un puissant flavonoïde. En outre, une portion de 100 grammes – soit une petite pomme ou environ une tasse de tranches de pomme – procure à peu près 16 % de vos besoins quotidiens de vitamine C (100 grammes de pomme contiennent environ neuf milligrammes de vitamine C). De tous les fruits utilisés dans ces recettes de smoothies, les pommes fournissent la plus forte concentration de flavonoïdes. Ceux-ci sont un sous-ensemble des polyphénols, un groupe de phytonutriments qui sont de puissants antioxydants ; ce sont les flavonoïdes qui donnent aux fruits et aux légumes leurs vives couleurs. Les flavonoïdes d'une pomme renferment environ 22 % des polyphénols consommés par le Nord-Américain moyen chaque jour ; le sang les assimile plus facilement que les polyphénols fournis par d'autres aliments. Notez enfin que le jus de pomme non pasteurisé offre plus de nutriments que le jus de pomme clair.
- **Les prunes / pruneaux** – Alors que les prunes sont une source modérée de vitamine C, le grand bénéfice pour la santé issu des prunes et de leur version séchée, les pruneaux, est leur teneur très élevée de polyphénols, un très puissant antioxydant. En outre, les pruneaux sont un excellent moyen de faire une ample provision de fibres alimentaires.
- **Les raisins frais ou secs** – On a beaucoup écrit sur le resvératrol, un flavonoïde présent dans le vin rouge qui réduirait le risque de maladies cardiaques. Or, comme le vin rouge provient de raisins rouges, on leur applique la même hypothèse. En outre, les raisins sont une excellente source de manganèse. Secs, ils fournissent aussi du bore, un oligoélément qui prévient l'ostéoporose.
- **Les tomates** – Comme l'aubergine, les tomates sont des fruits, quoique nous les appréciions comme légumes. Les tomates ont fait récemment les manchettes, car leur couleur rouge vif est due à une forte concentration de lycopène, un puissant antioxydant qui pourrait prévenir les

maladies cardiaques. En outre, elles sont riches tant en vitamine C qu'en vitamine A.

Les noix et les graines

Quoique les noix aient une forte teneur en calories et qu'elles contiennent des matières grasses, celles-ci sont du «bon gras» mono-insaturé et, par conséquent, bonnes pour le cœur. Les noix et les graines ajoutent une saveur subtile aux smoothies et servent aussi d'agents épaississants. Vous trouverez ci-dessous les noix et les graines des recettes de smoothies du présent livre.

- **Les amandes** – À peine un quart de tasse de ces noix polyvalentes au goût délicat contient presque la moitié de la vitamine E et du manganèse qu'il vous faut chaque jour. En outre, les amandes ont une très forte teneur en gras mono-insaturé bon pour le cœur. Il est préférable de leur laisser la peau, car elle contient environ 20 flavonoïdes similaires à ceux du thé vert. Les amandes sont riches aussi en protéines.
- **Les arachides** – Au sens strict, les arachides sont des légumineuses, comme les lentilles et les pois chiches, mais puisque nous les mangeons comme des noix, elles sont incluses dans cette liste. Les arachides sont riches en manganèse et autres minéraux. Elles sont aussi une bonne source de resvératrol, un important flavonoïde antioxydant.
- **Les graines de sésame** – Tout autant les graines de sésame que le tahini, la pâte qu'on en tire, sont gorgés de minéraux nécessaires. Ce sont d'excellentes sources de cuivre, de manganèse, de tryptophane, de calcium, de magnésium, de fer et de phospore; ce sont aussi de bonnes sources de zinc.
- **Les graines de tournesol** – Je cultive des tournesols durant l'été pour m'assurer d'une réserve de graines biologiques le reste de l'année. Les graines de tournesol sont la friandise la plus nourrissante qui soit et leur léger goût de noix ajoute de la texture aux smoothies. Elles sont une formidable source de vitamines E et B_1, de même que de nombreux minéraux, dont le manganèse et le magnésium.
- **Les noix de cajou** – Les noix de cajou ont une teneur en gras plus faible que la plupart des autres noix et environ les trois quarts de leur gras sont insaturés et très riches en acide oléique, le même gras «sain» trouvé dans les olives. Ces noix douces au goût de beurre sont aussi une excellente source de minéraux; une portion procure presque la moitié du cuivre dont vous avez besoin chaque jour, et elles sont aussi riches en magnésium et en phosphore.
- **Les noix de Grenoble** – Comme votre organisme ne peut fabriquer des acides gras oméga-3, ces nutriments essentiels doivent provenir des aliments que nous mangeons. À lui seul, un quart de tasse de noix de Grenoble fournit plus de 90 % de l'apport quotidien recommandé d'oméga-3. Outre qu'ils contribuent à la santé cardiovasculaire, les oméga-3 excellent aussi à éteindre les inflammations sous toutes leurs formes, depuis les irritations cutanées jusqu'à l'asthme, en passant par la polyarthrite rhumatoïde.
- **Les noix du Brésil** – Ces très grosses noix à la saveur douce et à la texture de beurre sont sans conteste la meilleure source végétale de sélénium,

un oligo-élément dont vous avez besoin chaque jour. Comme toutes les noix, elles offrent aussi un contenu élevé de gras mono-insaturé.

L'ÉQUIPE DE SOUTIEN

Alors que les fruits sont les «vedettes» de vos smoothies, les ingrédients énumérés dans cette section rehaussent la valeur nutritionnelle des boissons. Les uns, comme le thé vert et le miel, ajoutent de la saveur au smoothie, tandis que les autres, comme le tofu, contribuent à lui donner une texture lisse. Tous ces ingrédients sont disponibles dans les magasins d'aliments naturels, et la plupart sont désormais sur les tablettes des supermarchés habituels. Voici donc les ingrédients «en prime» que vous rencontrerez dans ces recettes de smoothies.

- **L'huile de lin** – Ajouter un filet de saumon à un smoothie ne le rendrait pas très appétissant ; toutefois, l'ajout d'huile de lin au subtil goût de noix constitue la solution de rechange idéale pour incorporer des acides gras oméga-3 à votre régime alimentaire. Plutôt que d'utiliser de l'huile de lin, vous pourriez moudre des graines de lin au mélangeur, mais j'estime que leur écale dure donne une texture graveleuse à la boisson.

- **Le miel** – Cette miraculeuse substance créée par les abeilles et les fleurs est plus sucrée que le sucre raffiné, mais elle est aussi gorgée de nutriments et non des calories vides du sucre blanc. Pendant des siècles, le miel a été utilisé comme baume sur les plaies, et des études ont démontré qu'il peut abaisser le taux de cholestérol. Les subtiles nuances de saveurs du miel varient selon les fleurs particulières que les abeilles butinent, et, en général, le miel naturel est un meilleur choix que le miel pasteurisé, car il contient beaucoup plus de nutriments.

- **Le pollen d'abeille** – Lorsque les semences de fleurs s'accrochent aux pattes des abeilles quand elles fabriquent du miel, elles sont déposées sur le pourtour intérieur de la ruche, puis récoltées sous l'appellation de «pollen d'abeille». Cette poudre insipide contient des protéines et des vitamines B, C et E, et constitue une bonne source de calcium et de magnésium.

- **La protéine de petit lait en poudre** – Comme le pollen d'abeille, la protéine de petit lait en poudre ajoute des nutriments à vos smoothies, mais aucune saveur. Quoique les mécanismes exacts ne soient pas tout à fait compris, les protéines de petit lait semblent stimuler la production de glutathion, un élément fondamental du système immunitaire. La protéine de petit lait en poudre fournit une protéine complète (c'est-à-dire qu'elle contient les proportions justes d'acides aminés) aussi riche en acides aminés essentiels.

- **Le soya** – Sous toutes ses formes, le soya est un merveilleux aliment et c'est la seule source végétale de protéines complètes. Tout autant le lait de soya que le tofu soyeux (doux) donnent une texture crémeuse aux smoothies sans recours au laitage pour les gens souffrant d'intolérance au lactose. Le tofu soyeux est le plus crémeux des tofus, parce qu'on en extrait très peu de liquide. Le soya est aussi une bonne source de manganèse, de fer et de sélénium.

- **Le thé vert** – Quatre polyphénols sont présents dans le thé vert, que l'on appelle fréquemment «catéchines». Ce sont de puissants antioxydants dont on a prouvé l'efficacité dans la protection des cellules de tout l'organisme.
- **Le yogourt** – L'acidophile, la «bonne» bactérie qui provoque la coagulation du lait et sa transformation en yogourt, est bon pour la santé du système digestif; en outre, il peut prévenir la formation de bactéries nuisibles. Comme tout produit laitier, le yogourt est une excellente source de calcium qui contient aussi des protéines et plusieurs vitamines du complexe B.

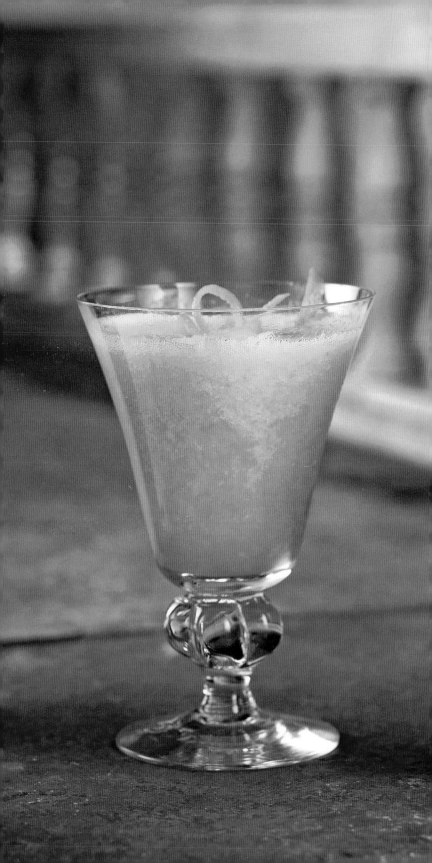

CHAPITRE 3
L'ABC DES SMOOTHIES

La bonne nouvelle, c'est que ces boissons gorgées de nutriments sont incroyablement faciles à réaliser ; si vous êtes capable de presser un bouton, vous pouvez faire un smoothie. Et il y a de bonnes chances que vous possédiez déjà un mélangeur – l'appareil clé dont vous avez besoin pour en faire. Sinon, c'est un petit investissement par rapport aux avantages substantiels que vous en retirerez sur le plan de la santé.

Le mélangeur est le secret des smoothies réussis parce qu'il a la capacité de créer des boissons épaisses et givrées depuis un assortiment d'ingrédients très froids ou surgelés qui sont à la base de tous les smoothies. Dans ce chapitre, vous trouverez de l'information traitant des mélangeurs, de la logique élémentaire derrière la réalisation d'un smoothie et, enfin, de la manière de présenter la boisson finie avec des garnitures saines et très simples.

L'ARBRE GÉNÉALOGIQUE DES SMOOTHIES

Les smoothies existent depuis l'invention du premier mélangeur au début des années 1920 par Stephen Poplawski, originaire du Wisconsin. Son arrivée sur le marché et sa popularité évoluèrent au cours de la décennie suivante à travers un dédale de partenariats. Le premier impliqua Fred Osius, l'une des principales têtes dirigeantes à l'origine de la compagnie Hamilton Beach, et le gourou du gadget, Fred Waring, plus connu comme chanteur et meneur du groupe Fred Waring and the Pennsylvanians. En 1933, ils lancèrent le « Miracle Mixer » et, peu de temps après, rompirent leur association. Waring améliora alors le concept et, en 1939, lança le « Waring Blendor » (il est intéressant de noter que le livret accompagnant le nouvel appareil mentionnait les boissons à base de fruits).

En 1940, Mabel Stagner, chroniqueure alimentaire du défunt *New York Herald Tribune*, chanta les louanges des nouveaux mélangeurs pour faire des boissons aux fruits comme aux légumes. Après la Deuxième Guerre mondiale, ces boissons s'intégrèrent au mode de vie plus détendu des banlieues nord-américaines, où la cuisson extérieure sur la terrasse remplaçait peu à peu les repas classiques dans la salle à manger.

Le goût croissant de la population pour des boissons mousseuses aux fruits peut aussi être rattaché au développement de la chaîne Orange Julius (membre de Dairy Queen depuis 1987). La chaîne débuta en Californie au milieu des années 1920 avec un comptoir à jus d'orange. Au bout de quelques années, le comptoir commença à offrir une boisson au jus d'orange plus crémeuse, conçue pour être plus douce pour l'estomac que le jus d'orange ordinaire, plus acide. À l'époque de la Grande Dépression, il y avait plus d'une centaine de points de vente et, en 1964, l'Orange Julius fut déclarée boisson officielle de l'Exposition universelle de New York.

Le terme «smoothie» a acquis son acception populaire beaucoup plus récemment, mais on ignore qui en est à l'origine. À la fin des années 1950, les passionnés de surf et de vie saine commencèrent à demander des boissons aux légumes et aux fruits au comptoir des magasins d'aliments naturels, et – comme ce fut le cas pour la plupart des tendances alimentaires nord-américaines au cours des 60 dernières années –, les boutiques qui avaient vu le jour en Californie essaimèrent vers l'est du continent.

Au début des années 1960, quand l'ex-commis d'un comptoir à soda Stephen Kuhnau lança la marque «Smoothie King», le terme était déjà devenu populaire. Sur la côte Ouest, le plus gros fournisseur était le Juice Club, qui devint Jamba Juice en 1999.

CHOISIR ET UTILISER UN MÉLANGEUR OU UN MÉLANGEUR À SMOOTHIE

Dans de nombreux foyers, le robot culinaire a pris la place du mélangeur. Toutefois, quoique mon robot culinaire ait sa place chez moi, les mélangeurs sont supérieurs pour faire un smoothie. Le gros couteau et la forme générale du bol d'un robot culinaire n'aèrent pas le mélange de smoothie pour lui donner sa texture crémeuse, épaisse, au même titre qu'un mélangeur. En outre, les robots culinaire ne broient pas la glace avec la même efficacité; par conséquent, si vous prévoyez utiliser un robot culinaire pour faire un smoothie, vous devriez d'abord broyer la glace en morceaux d'une taille n'excédant pas celle d'une fève de Lima.

Si vous possédez déjà un mélangeur, vous êtes prêt à faire un somptueux smoothie. Si vous prévoyez acheter un mélangeur ou si voulez une version plus récente du vôtre, vous trouverez ci-dessous certains critères à garder en tête.

- Achetez un appareil doté d'une base lourde qui le stabilise et l'empêche de tressauter sur le plan de travail. Soulevez quelques modèles au magasin et optez pour celui qui vous semble le plus lourd.
- Comparez les marques pour trouver celui dont le moteur est le plus résistant. Non seulement un moteur puissant de 60 hertz ou plus hachera-t-il facilement la glace et les fruits surgelés, mais encore durera-t-il beaucoup plus longtemps que ceux des appareils moins puissants.
- Choisissez un modèle offrant une grande contenance. Le récipient d'un mélangeur ne devrait jamais être plein à plus des deux tiers de sa contenance. Ainsi, un modèle de 40 onces (1¼ l) – le format le plus populaire parmi les mélangeurs actuels – sera tout à fait adéquat pour n'importe quelle recette de ce livre.
- Optez pour un mélangeur muni d'un récipient en verre plutôt qu'en plastique. Les récipients en plastique s'égratignent avec le temps, ce qui les rend plus difficiles à laver, et plusieurs récipients en plastique ne sont pas résistants au lave-vaisselle. Certains mélangeurs haut de gamme sont entièrement en acier inoxydable – le meilleur de deux mondes possibles, puisqu'ils combinent durabilité et facilité d'entretien. Toutefois, le verre a ma préférence parce qu'il me permet de voir ce qui se passe dans le

récipient quand le smoothie devient purée. Et comme des accidents se produisent, si vous devez choisir entre deux appareils similaires, achetez celui dont le récipient de remplacement est le moins cher ou le plus facile à obtenir.

- Examinez le couvercle et assurez-vous qu'il est constitué de deux pièces. Cette caractéristique est nécessaire pour ajouter des ingrédients surgelés par l'ouverture une fois que les ingrédients très frais auront été réduits en purée. Vérifiez aussi que le couvercle ferme hermétiquement et que la plus petite pièce (le bouchon) se verrouille fermement en place.

- Choisissez un mélangeur à vitesses variables et muni de la fonction «impulsion» (pulse). Alors que les vitesses élevées et réduites sont universelles, les vitesses intermédiaires sont utiles pour réduire la taille des ingrédients surgelés avant que la boisson ne devienne une purée épaisse. La possibilité de pousser sur un bouton pour une mise en marche et un arrêt par impulsion constitue une caractéristique utile, pour les smoothies comme pour l'usage général.

Si vous prévoyez laisser le mélangeur sur le plan de travail de la cuisine, optez pour un modèle dont l'esthétique vous plaît; la gamme des mélangeurs s'étend de la simplicité à la sophistication, et les couleurs sont tout aussi variées.

Les appareils spécifiques pour smoothies

Le nouveau venu sur la scène des mélangeurs s'appelle le mélangeur à smoothie et la plupart des modèles ont un prix comparable à celui des mélangeurs de milieu et de haut de gamme. Le récipient a l'air semblable à celui d'un mélangeur, à la différence qu'il est muni d'un robinet à sa base, ce qui permet de verser directement le mélange du récipient à un verre.

La facilité de rangement est le prix à payer pour le service au verre. Pour permettre de placer un verre sous le robinet, la base du mélangeur à smoothie est plus haute que celle des autres mélangeurs. Sa base plus haute rend plus difficile le rangement de l'appareil dans de nombreuses armoires de cuisine, même si vous en retirez le récipient.

Finalement, alors que tout mélangeur peut faire un smoothie, celui à smoothie n'est pas aussi polyvalent comme appareil de cuisine général. Les aliments finement hachés, comme les noix ou les miettes de pain, tendent à engorger le robinet et il est difficile à nettoyer.

Sécurité d'abord

Comme pour tout appareil électroménager, la première précaution consiste à s'assurer que le mélangeur est branché dans une prise mise à la terre et que son cordon n'est effiloché d'aucune façon. Débranchez toujours le mélangeur avant d'en essuyer la base et n'immergez jamais celle-ci dans l'eau. Lavez-la sur le plan de travail et rincez-la avec une éponge ou un essuie-tout.

Si vous gardez à l'esprit qu'un mélangeur peut broyer de la glace et réduire en purée des fruits surgelés en quelques secondes, vous comprendrez que, tout en ayant l'air inoffensif, c'est un appareil à manipuler avec soin. Vous trouverez ci-dessous quelques conseils sur son usage.

- Avant de mettre des aliments dans le mélangeur, coupez-les tous en petits morceaux. Un cube de glace représente la taille maximale qui peut être réduite en purée avec succès.
- Ne remplissez jamais un mélangeur à plus des deux tiers de sa contenance. En tournant, le couteau augmentera le volume du liquide.
- Gardez toujours une main sur le couvercle pour vous assurer qu'il ne s'envolera pas.
- Ne mettez jamais vos mains dans le récipient et assurez-vous que le couteau est immobilisé avant d'insérer une spatule en caoutchouc. N'utilisez pas d'ustensiles en métal dans le récipient.
- Éteignez le mélangeur et attendez que le liquide ait cessé tout mouvement avant de retirer le couvercle.
- Un moyen simple pour nettoyer le mélangeur après usage : versez quelques gouttes de savon à vaisselle dans le récipient, puis remplissez-le d'eau chaude à moitié. Mélangez la solution savonneuse 20 secondes, puis rincez. Si vous prévoyez laver le récipient dans le lave-vaisselle, retirez et démontez l'assemblage du couteau à la base du récipient. Lavez le récipient et les pièces de l'assemblage du couteau, mais ne mettez pas la rondelle en caoutchouc dans le lave-vaisselle, parce que la chaleur du cycle de séchage peut le détruire.

COMMENT RÉALISER UN DÉLICIEUX SMOOTHIE

Pour réaliser un smoothie, vous avez besoin d'un ingrédient pour épaissir le mélange, d'un ingrédient liquide pour lui donner sa consistance à boire et, enfin, d'un ingrédient qui liera les deux précédents une fois qu'ils auront été émulsionnés.

En général, l'épaisseur d'un smoothie dépend de la proportion d'ingrédients surgelés et d'ingrédients liquides. Plus les ingrédients surgelés sont nombreux, plus le smoothie sera épais. Si vous aimez les smoothies vraiment très froids et épais, vous devriez utiliser plus d'ingrédients surgelés. Si vous préférez vos boissons à peine plus épaisses qu'un jus de fruits, n'utilisez alors que des aliments très froids (vous obtiendrez cependant une densité relative attribuable aux fibres du fruit).

Plus la teneur en eau d'un fruit est élevée, moins grande sera la densité qu'il fournira. Par exemple, des tranches de banane donneront un smoothie beaucoup plus épais que des cubes de pastèque. Une pastèque contient plus de 90 % d'eau, si bien que, une fois réduite en purée, vous obtenez beaucoup d'eau rosée sans grande texture. Une autre propriété des fruits qui influence la texture du smoothie est leur contenu en fibres. Ainsi, un ananas ayant plus de fibres qu'une pêche donnera donc plus de corps au smoothie. Le contenu fibreux accompagne chaque recette de smoothie afin que vous puissiez juger des fruits qui en offrent le plus.

Le protocole d'un mélange

La première étape de fabrication d'un smoothie consiste à mélanger brièvement tous les liquides et autres ingrédients réfrigérés (très froids). Ce mélange initial crée la base dans laquelle il est plus facile de réduire en purée les ingrédients surgelés. La durée requise pour ce mélange initial dépend des ingrédients mélangés. S'il est plutôt liquide, ou d'une consistance crémeuse comme le yogourt ou le tofu soyeux, 20 secondes suffiront. Par contre, si vos ingrédients très froids comprennent des aliments fibreux comme des fraises ou des pommes, la durée recommandée est de 45 secondes. Toutefois, laissez votre œil être juge ; ces ingrédients doivent être entièrement réduits en purée avant que vous ajoutiez les ingrédients surgelés dans le récipient.

Si vous décidez d'utiliser des ingrédients sous une forme différente de celle que mentionne une recette, vous devriez inverser l'ordre dans lequel vous les ajouterez. Par exemple, si vous optez pour des bleuets surgelés plutôt que très froids (réfrigérés), ajoutez-les à la fin plutôt qu'au début. Appliquez cette simple règle : les ingrédients surgelés en dernier.

Si vous désirez modifier une recette de smoothie, sentez-vous libre de le faire — mais limitez vos modifications au même type d'ingrédient. Par exemple, si vous désirez substituer du lait de soya à du lait de vache ou du tofu surgelé à de la crème glacée, ces substitutions sont appropriées et faciles parce que les ingrédients sont du même type. Toutefois, si vous substituez du lait de soya à l'un des fruits de la recette, votre boisson n'aura pas la consistance appropriée.

Outre leurs ingrédients liquides et surgelés, la plupart des smoothies contiennent aussi un ou deux ingrédients qui apportent une texture crémeuse — on les appelle « liants ». Il peut s'agir de produits laitiers comme le yogourt ou le yogourt surgelé, d'un produit crémeux tel le tofu soyeux, ou de tout autre supplément nutritionnel. La poudre de petit lait et le pollen d'abeille donnent une texture très crémeuse aux smoothies.

Certains affections, comme la diverticulite, peuvent être aggravées par les graines de fruits comme celles des fraises. Si vous préférez tamiser vos smoothies, faites-le avant d'ajouter les ingrédients surgelés.

Garnir un smoothie

Une part du plaisir à servir des smoothies vient de ce que la santé n'a jamais eu si bon goût et, si vous avez le temps, vous pourriez prévoir d'embellir le verre avec une garniture. Après tout, nous mangeons avec nos yeux avant que la première gorgée atteigne nos lèvres. Il est facile de garnir les smoothies parce que leur texture épaisse permet à presque tout ajout de flotter en surface. Enfin, outre sa touche de couleur et de décoration, la garniture donne de la texture à l'expérience gustative. Vous trouverez ci-dessous plusieurs idées de garniture simples à réaliser.

- **Biscuits** — Tout biscuit croustillant, spécialement les minicrêpes roulées, fait joli quand il émerge du sommet d'un smoothie... sans compter qu'il sera un incitatif pour que les enfants boivent leur boisson jusqu'à la dernière goutte.
- **Brochettes de fruits** — Gardez en réserve une partie des fruits utilisés dans le smoothie et enfilez-en de petites bouchées sur un cure-dent ou un accessoire décoratif. Pour un effet plus recherché, alternez plusieurs types de fruits.
- **Copeaux de chocolat** — Utilisez une râpe à grands trous pour râper une barre de chocolat. Éparpillez les copeaux à la surface du smoothie.

- **Épices saupoudrées** – Comme garniture, la cannelle et la muscade ajoutent de la saveur et une note aromatique ; en outre, leur couleur foncée crée un intérêt visuel.
- **Éventail de fraises** – Mettez de côté les grosses fraises pour la garniture, mais ne retirez pas leur capuchon vert après les avoir rincées. Utilisez un couteau bien affûté pour tailler cinq ou six tranches du fruit, en commençant par le capuchon. Transférez la fraise dans une assiette et étalez délicatement les tranches en éventail.
- **Fruits trempés dans le chocolat** – Cette garniture requiert un petit effort, mais elle ajoute à la fois un fruit nutritif et un caprice au chocolat à votre smoothie. Que vous utilisiez du chocolat blanc ou noir, hachez-le finement et faites-le fondre au bain-marie au-dessus d'une eau qui mijote ou au four à micro-ondes (si vous utilisez un four à micro-ondes, réglez à température moyenne à intervalles de 30 secondes, en brassant le chocolat à mesure qu'il fond). Les fruits qui se prêtent le mieux au trempage sont ceux relativement secs, comme les fraises (rincées et asséchées à l'aide d'un essuie-tout), ou de gros fruits séchés, comme les abricots et les ananas séchés. Trempez le fruit dans le chocolat fondu et mettez-le sur une pellicule de plastique ou une feuille de papier ciré jusqu'à ce que le chocolat ait pris.
- **Pointes de fruits** – Des fruits comme les pêches, les melons, les mangues, les papayes et les ananas sont gros et assez robustes pour être utilisés sans cure-dent. Coupez le fruit en tranches fines, puis faites-les tenir sur le bord du verre ou disposez-les à la surface du smoothie.
- **Garnitures non comestibles** – Des décorations comme des feuilles d'ananas ou une boucle de fine pelure d'orange peuvent ajouter un attrait esthétique et une couleur contrastée au smoothie. Et n'oubliez pas ces petites ombrelles en papier utilisées dans les boissons tropicales. Les enfants – et même les adultes – en raffolent !

Servir des smoothies au dessert

Bien que les smoothies puissent être servis avec de simples biscuits pour un savoureux dessert, vous pouvez faire un pas de plus. Transformez votre smoothie en gâterie surgelée de fabrication maison, dont la texture et la saveur seront semblables à celles de la crème glacée ou du yogourt glacé. Nul besoin d'un appareil coûteux pour accomplir cet exploit (quoique ce puisse être fait dans une sorbetière, si vous en possédez une).

Dans un cas comme dans l'autre, faites le smoothie selon les instructions de la recette. Si vous utilisez une sorbetière, suivez les instructions du fabricant après avoir préparé le smoothie. Si vous ne vous servez pas d'un tel appareil, versez le mélange dans un plat de 9 x 13 po (23 x 33 cm), puis mettez-le au congélateur. Quand il sera partiellement gelé – sa consistance sera pareille à celle d'un cornet de neige –, grattez le mélange dans un bol à mélanger, puis fouettez-le au batteur électrique. Répétez toute la séquence deux fois encore, puis grattez le mélange dans un contenant hermétique et congelez-le jusqu'à ce qu'il soit ferme. Savourez !

CHAPITRE 4
RECETTES DE FABULEUX SMOOTHIES

Maintenant que vous savez pourquoi vous devriez manger plus de fruits frais, de noix, de graines et d'autres ingrédients naturels pour dynamiser votre système immunitaire, et que vous savez quels aliments offrent tel ou tel autre nutriment, le temps est venu de commencer à savourer la santé en buvant de délicieux smoothies !

Dans ce chapitre, vous trouverez 100 boissons que vous pouvez réaliser en quelques minutes. Chaque recette est accompagnée d'une analyse nutrionnelle de base et d'une analyse des nutriments essentiels liés directement à la santé de votre système immunitaire.

Les recettes sont ordonnées selon leur ingrédient dominant. Ainsi, par exemple, si vous avez des bananes mûres sous la main, vous trouverez réunies toutes les recettes qui en contiennent. Sentez-vous libre aussi de consulter l'index ; quoique l'ananas puisse être la pièce de résistance d'un smoothie, il peut tenir le second rôle avec une mangue ou une papaye dans une autre. Ainsi, l'index sera utile pour vous diriger vers toutes les options d'un aliment particulier.

FRAIS SORTIS DU CONGÉLATEUR

Dans chaque recette, un ingrédient surgelé ou plus est utilisé pour créer la texture épaisse caractéristique du smoothie. Cet ingrédient peut être aussi simple que des cubes de glace de thé vert, des jus de fruits ou de l'eau, mais, la plupart du temps, c'est le fruit congelé à l'avance.

Congeler des fruits est à la fois facile et économique ; vous pouvez acheter les fruits quand ils sont mûrs à point, puis les congeler jusqu'à trois mois. Gardez à l'esprit que les morceaux ne devraient pas être plus gros qu'un cube de glace. Évidemment, ce n'est pas un problème pour les bleuets, les framboises et la plupart des fraises, mais des fruits comme la pêche et l'ananas exigeront d'être tranchés et coupés en dés.

Rincez tous les fruits et pelez-les au besoin. Dans le cas de fruits comme les pêches ou les abricots, les peler constitue une étape facultative, mais requise pour le cantaloup, l'ananas et le kiwi. Disposez ensuite les morceaux sur une plaque à pâtisserie et recouvrez-les d'une pellicule plastique. Une fois qu'ils sont gelés dur, transférez les morceaux dans un sac à congélation résistant à fermeture et rangez-le dans le congélateur (si vous êtes pressé par le temps pour faire votre smoothie, coupez les fruits en très petits morceaux ; ils devraient être congelés en moins de 30 minutes). Si vous achetez des fruits surgelés en paquet au supermarché, choisissez des fruits qui ont été emballés à sec dans des sacs plutôt que ceux emballés avec du sirop. À votre santé !

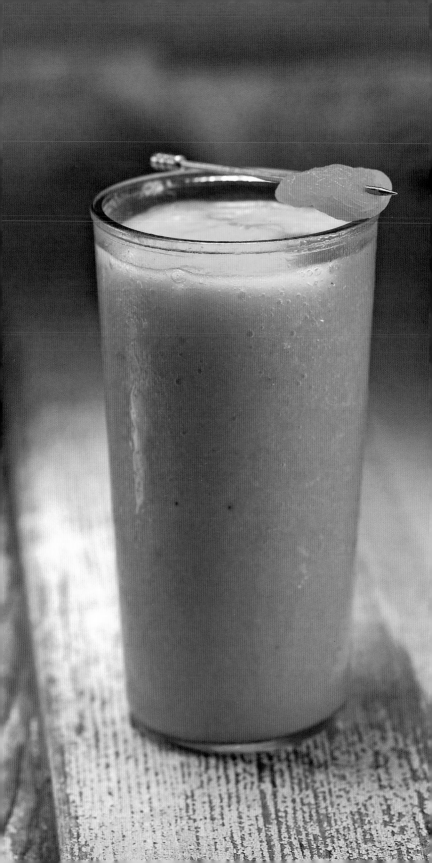

SMOOTHIE À LA BANANE ET À L'ABRICOT

Vous ne pouvez trouver de fruits contenant autant de l'essentielle vitamine B_6 – laquelle aide à maintenir vos organes en santé – que les bananes. Elles sont aussi riches en potassium, un minéral important qui équilibre les électrolytes de votre organisme, spécialement après l'exercice. La saveur douce et la texture crémeuse de la banane en font la compagne idéale des abricots revigorants, une bonne source de vitamine A et de lycopène antioxydant.

1 1/2 tasse (355 ml) de nectar d'abricot très froid
3 abricots frais, dénoyautés et en dés
2 onces (55 g) d'abricots séchés, en dés
1/4 tasse (32 g) de protéines de petit-lait (lactose) en poudre
2 cuillerées à soupe (30 g) de pollen d'abeille
2 tasses (300 g) de bananes tranchées, surgelées
4 abricots séchés, pour garnir (facultatif)

■ Combinez le nectar d'abricot, les abricots frais, les abricots séchés, la poudre de protéine de petit-lait et le pollen d'abeille dans un mélangeur ou un mélangeur à smoothie. Mélangez à haute vitesse 45 secondes ou jusqu'à ce que le tout se transforme en purée lisse. Ajoutez les tranches de banane et mélangez de nouveau à haute vitesse jusqu'à consistance lisse. Servez immédiatement, garni d'abricots séchés, si désiré.

■ **DONNE** 4 portions de 1 tasse (235 ml).

■ **ANALYSE NUTRITIONNELLE** Chaque portion d'une tasse fournit 227 calories ; 1 g de gras total ; 0,5 g de gras saturés ; 4 g de protéines ; 55 g de glucides ; 5 g de fibres alimentaires ; 0 mg de cholestérol.

■ **LE BON TRUC** Même des bananes vert foncé mûriront à la perfection en trois jours si vous les mettez dans un sac de papier brun avec quelques pommes, à la température de la pièce. Les pommes dégagent un gaz qui favorise le mûrissement rapide des bananes.

NUTRIMENTS DYNAMIQUES / POURCENTAGE DE L'APPORT NUTRITIONNEL RECOMMANDÉ*

Vitamine A	3025,7 IU	(61 %)
Vitamine B_6	0,7 mg	(37 %)
Vitamine C	48 mg	(80 %)
Vitamine E	1,2 mg	(6 %)
Magnésium	50,5 mg	(13 %)
Manganèse	0,3 mg	(13 %)
Sélénium	1,9 mcg	(3 %)
Zinc	0,9 mg	(13 %)

Le pourcentage de l'apport nutritionnel recommandé est basé sur un régime alimentaire de 2000 calories. Votre valeur quotidienne peut être plus haute ou plus basse, selon vos besoins caloriques.

POUR RENFLOUER LE CUIVRE

SMOOTHIE À LA BANANE ET AU SÉSAME

Le cuivre est le minéral lié le plus souvent au soulagement des douleurs de la polyarthrite rhumatoïde, une maladie auto-immunitaire courante, et les graines de sésame – la base du tahini – sont parmi les meilleurs sources de cet oligo-élément. Leur saveur subtile se mêle agréablement à celle des bananes riches en potassium.

1 tasse (235 ml) de lait de soya nature
1/2 tasse (120 ml) de tofu soyeux (doux)
1/2 tasse (120 g) de tahini
1/4 tasse (30 g) de graines de sésame
1/4 tasse (85 g) de miel
2 cuillerées à soupe (30 g) de pollen d'abeille
1/2 cuillerée à thé (2,5 ml) d'extrait de vanille pur
2 tasses (300 g) de bananes tranchées, surgelées
2 cuillerées à soupe (15 g) de graines de sésame grillées, pour garnir
   (facultatif)

■ Combinez le lait de soya, le tofu, le tahini, les graines de sésame, le miel, le pollen d'abeille et l'extrait de vanille dans un mélangeur ou un mélangeur à smoothie. Mélangez à haute vitesse 20 secondes ou jusqu'à obtention d'une purée lisse. Ajoutez les tranches de banane et mélangez de nouveau à haute vitesse jusqu'à consistance lisse. Servez immédiatement garni de graines de sésame, si désiré.

■ **DONNE** 4 portions de 1 tasse (235 ml).

■ **ANALYSE NUTRITIONNELLE** Chaque portion d'une tasse fournit 298 calories ; 9 g de gras total ; 1,5 g de gras saturés ; 6 g de protéines ; 52 g de glucides ; 4 g de fibres alimentaires ; 0 mg de cholestérol.

■ **LE BON TRUC** Au lieu de sucrer les aliments avec du sucre raffiné – et de n'en retirer que des calories vides –, pensez à votre pot de miel. Le miel est un antioxydant aux propriétés antimicrobiennes. On a aussi démontré qu'il est une source d'énergie efficace, peu coûteuse et facilement assimilable pour les athlètes d'endurance plutôt que les compléments alimentaires commerciaux.

NUTRIMENTS DYNAMIQUES / POURCENTAGE DE L'APPORT NUTRITIONNEL RECOMMANDÉ*

Vitamine A	224,3 IU (4 %)
Vitamine B$_6$	0,7 mg (36 %)
Vitamine C	10,6 mg (18 %)
Vitamine E	0,7 mg (4 %)
Magnésium	82,9 mg (21 %)
Manganèse	0,4 mg (20 %)
Sélénium	3,2 mcg (5 %)
Zinc	1,5 mg (10 %)

*Le pourcentage de l'apport nutritionnel recommandé est basé sur un régime alimentaire de 2000 calories. Votre valeur quotidienne peut être plus haute ou plus basse, selon vos besoins caloriques.

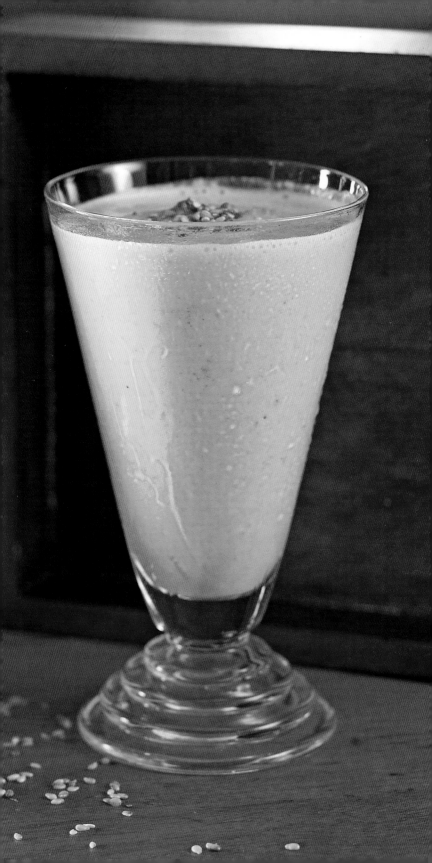

MERVEILLEUX OMÉGA-3

SMOOTHIE À LA BANANE, À L'ÉRABLE ET AUX NOIX DE GRENOBLE

Les acides gras oméga-3 sont vitaux pour un système immunitaire fort parce qu'ils aident à prévenir la maladie, et les noix de Grenoble sont une excellente source de ce nutriment ; elles contiennent aussi des minéraux tels que le manganèse et le cuivre.

1 tasse (150 g) de noix de Grenoble écalées
3/4 tasse (175 ml) de lait de soya à la vanille
1/2 tasse (120 ml) de tofu soyeux (doux)
1/3 tasse (80 ml) de sirop d'érable pur
1/2 tasse (145 g) de graines de tournesol écalées
2 cuillerées à soupe (30 g) de pollen d'abeille
1/2 cuillerée à thé (1,2 g) de cannelle moulue
2 tasses (300 g) de bananes tranchées, surgelées
1/2 tasse (70 g) de yogourt à la vanille surgelé
Une pincée de cannelle moulue, pour garnir (facultatif)

■ Préchauffez le four à 350 °F (180 °C). Mettez les noix de Grenoble sur une plaque de cuisson et cuisez cinq à sept minutes ou jusqu'à ce qu'elles soient légèrement brunies. Sortez les noix du four et laissez refroidir complètement.

■ Combinez les noix, le lait de soya, le tofu, le sirop d'érable, les graines de tournesol, le pollen d'abeille et la cannelle dans un mélangeur ou un mélangeur à smoothie. Mélangez à haute vitesse 45 secondes ou jusqu'à obtention d'une purée lisse. Ajoutez les tranches de banane et le yogourt surgelé et mélangez encore à haute vitesse jusqu'à consistance lisse. Servez immédiatement, garni d'une pincée de cannelle, si désiré.

■ **DONNE** 4 portions de 1 tasse (235 ml).

■ **ANALYSE NUTRITIONNELLE** Chaque portion d'une tasse fournit 486 calories ; 23 g de gras total ; 3 g de gras saturés ; 14 g de protéines ; 62 g de glucides ; 6 g de fibres alimentaires ; 2,5 mg de cholestérol.

■ **LE BON TRUC** Certaines personnes estiment que la peau des noix donne un goût amer aux aliments. Si vous êtes une de ces personnes, voici une façon facile de l'enlever : quand les noix sont encore chaudes, placez-les dans une serviette propre et frottez-les de tous les côtés. La peau glissera aussitôt.

NUTRIMENTS DYNAMIQUES / POURCENTAGE DE L'APPORT NUTRITIONNEL RECOMMANDÉ*

Vitamine A	135,3 IU	(3 %)
Vitamine B6	0,7 mg	(37 %)
Vitamine C	14,3 mg	(24 %)
Vitamine E	10,3 mg	(52 %)
Magnésium	115,4 mg	(29 %)
Manganèse	2,1 mg	(104 %)
Sélénium	17,9 mcg	(26 %)
Zinc	2,6 mg	(17 %)

Le pourcentage de l'apport nutritionnel recommandé est basé sur un régime alimentaire de 2000 calories. Votre valeur quotidienne peut être plus haute ou plus basse, selon vos besoins caloriques.

FABULEUSES FIBRES
SMOOTHIE À LA FRAMBOISE ET À LA BANANE

Votre système immunitaire n'existe pas dans le vide ; c'est un des systèmes que votre organisme doit garder en bon état de marche tout le temps. L'apport en fibres des framboises et des bananes est important pour garder votre appareil digestif en bon état de fonctionnement. Les nutriments contenus dans ces deux fruits stimulent aussi votre système immunitaire.

1 contenant (8 onces ou 225 g) de yogourt aux framboises
1/2 tasse (120 ml) de tofu soyeux (doux)
1/4 tasse (80 g) de confiture de framboises 100 % fruits
1 tasse (150 g) de bananes tranchées
1/4 tasse (32 g) de protéines de petit-lait (lactose) en poudre
2 cuillerées à soupe (30 g) de pollen d'abeille
1 1/2 tasse (190 g) de framboises surgelées
1/2 tasse (70 g) de yogourt à la vanille surgelé
12 framboises enfilées sur quatre brochettes de bambou, pour garnir
    (facultatif)

■ Combinez le yogourt, le tofu, la confiture de framboises, les bananes, les protéines de petit-lait en poudre et le pollen d'abeille dans un mélangeur ou un mélangeur à smoothie. Mélangez à haute vitesse 45 secondes ou jusqu'à obtention d'une purée lisse. Ajoutez les framboises et le yogourt surgelé et mélangez de nouveau à haute vitesse jusqu'à consistance lisse. Servez immédiatement, garni des framboises, si désiré.

■ **DONNE** 4 portions de 1 tasse (235 ml).

■ **ANALYSE NUTRITIONNELLE** Chaque portion d'une tasse fournit 279 calories ; 3 g de gras total ; 2 g de gras saturés ; 14 g de protéines ; 51 g de glucides ; 5 g de fibres alimentaires ; 24 mg de cholestérol.

■ **LE BON TRUC** Rappelez-vous que les smoothies peuvent être faits de différentes façons pour arriver au même résultat. Dans cette recette, par exemple, si vous aviez eu des bananes surgelées, vous auriez pu ajouter des framboises très froides plutôt que surgelées. Il est important que les ingrédients surgelés soient ajoutés après les ingrédients très froids.

NUTRIMENTS DYNAMIQUES / POURCENTAGE DE L'APPORT NUTRITIONNEL RECOMMANDÉ*

Vitamine A	195,1 IU (4 %)
Vitamine B$_6$	0,3 mg (15 %)
Vitamine C	22,9 mg (38 %)
Vitamine E	1,0 mg (5 %)
Magnésium	46,3 mg (12 %)
Manganèse	0,5 mg (25 %)
Sélénium	2,7 mcg (4 %)
Zinc	1,2 mg (8 %)

Le pourcentage de l'apport nutritionnel recommandé est basé sur un régime alimentaire de 2000 calories. Votre valeur quotidienne peut être plus haute ou plus basse, selon vos besoins caloriques.

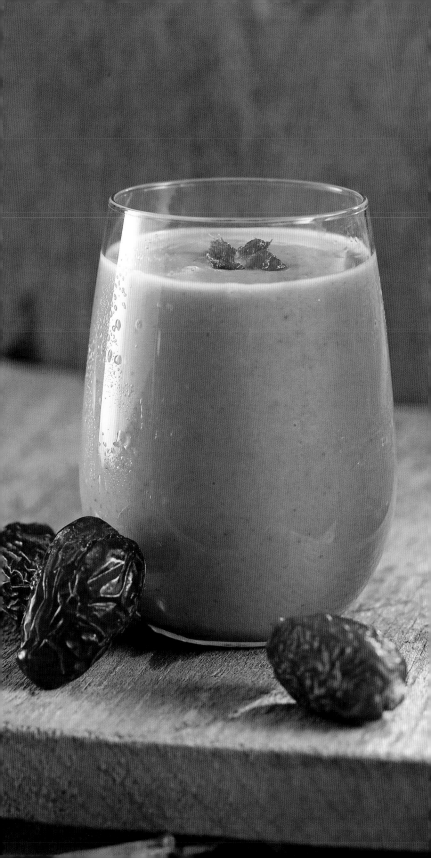

SMOOTHIE À LA BANANE ET AUX DATTES

Votre système immunitaire a besoin de vitamine B$_6$ pour maintenir les organes lymphoïdes en santé et pour produire les globules blancs du sang. Or, les bananes sont riches en vitamine B$_6$ hydrosoluble. En complément, les dattes contiennent une quantité raisonnable de fer et leur goût succulent est le parfait faire-valoir pour la délicate banane.

1 contenant (8 onces ou 225 g) de yogourt à la banane à faible teneur en gras
1/2 tasse (120 ml) de tofu soyeux (doux)
2 tasses (300 g) de bananes tranchées
1 tasse (175 g) de dattes dénoyautées bien tassées, en dés
2 cuillerées à soupe (30 ml) d'huile de lin
2 cuillerées à soupe (30 g) de pollen d'abeille
1/2 tasse (70 g) de yogourt à la vanille surgelé
2 cuillerées à soupe (20 g) de dattes dénoyautées, séchées,
    finement hachées, pour garnir (facultatif)

■ Combinez le yogourt, le tofu, les bananes, les dattes, l'huile de lin et le pollen d'abeille dans un mélangeur ou un mélangeur à smoothie. Mélangez à haute vitesse 45 secondes ou jusqu'à obtention d'une purée lisse. Ajoutez le yogourt surgelé et mélangez de nouveau à haute vitesse jusqu'à consistance lisse. Servez immédiatement, garni de dattes hachées, si désiré.

■ **DONNE** 4 portions de 1 tasse (235 ml).

■ **ANALYSE NUTRITIONNELLE** Chaque portion d'une tasse fournit 293 calories ; 8,5 g de gras total ; 2 g de gras saturés ; 6 g de protéines ; 52 g de glucides ; 4 g de fibres alimentaires ; 6 mg de cholestérol.

■ **LE BON TRUC** Le tofu soyeux (doux) a presque la même texture que le yogourt parce que très peu de son eau est extraite. Si vous utilisez un tofu un peu plus ferme, ajoutez quelques cuillerées à soupe d'eau à la recette pour obtenir la même texture.

NUTRIMENTS DYNAMIQUES / POURCENTAGE DE L'APPORT NUTRITIONNEL RECOMMANDÉ

Vitamine A	47,2 IU (1 %)
Vitamine B$_6$	0,2 mg (8 %)
Vitamine C	4,6 mg (8 %)
Vitamine E	1,8 mg (9 %)
Magnésium	31,4 mg (8 %)
Manganèse	0,2 mg (10 %)
Sélénium	2,5 mcg (4 %)
Zinc	0,9 mg (6 %)

Le pourcentage de l'apport nutritionnel recommandé est basé sur un régime alimentaire de 2000 calories. Votre valeur quotidienne peut être plus haute ou plus basse, selon vos besoins caloriques.

ACIDE FOLIQUE EN FOLIE
SMOOTHIE TROPICAL À LA BANANE

L'acide folique, important pour maintenir la production de globules rouges, est facile à trouver dans les légumineuses comme les lentilles, mais il est beaucoup plus difficile d'en trouver une quantité suffisante dans les fruits. La papaye fait exception. Son goût est sucré, elle fournit de la vitamine C à la tonne et, associée à la banane crémeuse et à la savoureuse noix de coco, elle produit un fantastique smoothie.

3/4 tasse (175 ml) de nectar de papaye très froid
1/2 tasse (120 ml) de lait de coco léger très froid
1/2 tasse (120 ml) de tofu soyeux (doux)
1 tasse (175 g) de papaye, en dés
1/2 tasse (40 g) de noix de coco fraîche, râpée
2 cuillerées à soupe (30 g) de pollen d'abeille
1 1/2 tasse (225 g) de bananes tranchées, surgelées
8 cubes de mangue, pour garnir (facultatif)

■ Combinez le nectar de papaye, le lait de coco, le tofu, la papaye, la noix de coco et le pollen d'abeille dans un mélangeur ou un mélangeur à smoothie. Mélangez à haute vitesse 45 secondes ou jusqu'à obtention d'une purée lisse. Ajoutez les tranches de banane et mélangez encore à haute vitesse jusqu'à consistance lisse. Servez immédiatement, garni de morceaux de mangue, si désiré.

■ **DONNE** 4 portions de 1 tasse (235 ml).

■ **ANALYSE NUTRITIONNELLE** Chaque portion d'une tasse fournit 248 calories ; 10 g de gras total ; 9 g de gras saturés ; 4 g de protéines ; 39 g de glucides ; 5 g de fibres alimentaires ; 0 mg de cholestérol.

■ **LE BON TRUC** Le lait de coco est très riche en gras, surtout du gras saturé. Toutefois, le lait de coco léger contient les mêmes nutriments, comme la vitamine C et du calcium, mais beaucoup moins de gras. Il est donc toujours le meilleur choix.

NUTRIMENTS DYNAMIQUES / POURCENTAGE DE L'APPORT NUTRITIONNEL RECOMMANDÉ*

Vitamine A	826,4 IU (17 %)
Vitamine B_6	0,6 mg (28 %)
Vitamine C	35,2 mg (59 %)
Vitamine E	1,4 mg (7 %)
Magnésum	48,6 mg (12 %)
Manganèse	0,6 mg (30 %)
Sélénium	4,9 mcg (7 %)
Zinc	1,0 mg (7 %)

Le pourcentage de l'apport nutritionnel recommandé est basé sur un régime alimentaire de 2000 calories. Votre valeur quotidienne peut être plus haute ou plus basse, selon vos besoins caloriques.

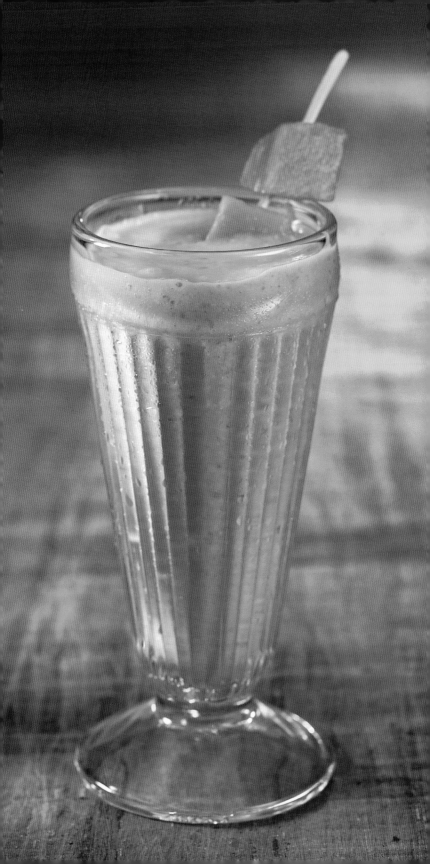

POTASSIUM PLUS
SMOOTHIE À LA BANANE ET À L'ORANGE

Le potassium est un minéral dont votre organisme a besoin pour garder l'équilibre des électrolytes autant que pour stimuler le système immunitaire. Les bananes sont une excellente source de ce nutriment clé. Avec les oranges, elles sont aussi une bonne source de fibres alimentaires, ce qui explique pourquoi ce smoothie a une texture aussi riche et épaisse quand vous le buvez.

2 oranges navel
1 contenant (8 onces ou 225 g) de yogourt nature, sans gras
1/2 tasse (120 ml) de jus d'orange fraîchement pressé
1/4 tasse de marmelade d'oranges 100 % fruits
1/4 tasse (32 g) de protéines de petit-lait en poudre
2 cuillerées à soupe (30 g) de pollen d'abeille
1/2 cuillerée à thé (1,2 g) de cannelle moulue
2 tasses (300 g) de bananes tranchées, surgelées
4 quartiers d'orange, pour garnir (facultatif)

■ Pelez les oranges, puis coupez la peau blanche. Coupez autour des côtés des quartiers afin d'enlever les restes de peau blanche. Coupez en dés de 1/2 pouce (1 cm).

■ Combinez les oranges, le yogourt, le jus d'orange, la marmelade d'oranges, les protéines de petit-lait en poudre et le pollen d'abeille dans un mélangeur ou un mélangeur à smoothie. Mélangez à haute vitesse 45 secondes ou jusqu'à obtention d'une purée lisse. Ajoutez les tranches de banane et mélangez encore à haute vitesse jusqu'à consistance lisse. Servez immédiatement, garni de quartiers d'orange, si désiré.

■ **DONNE** 4 portions de 1 tasse (235 ml).

■ **ANALYSE NUTRITIONNELLE** Chaque portion d'une tasse fournit 280 calories ; 1 g de gras total ; 1 g de gras saturés ; 13,5 g de protéines ; 58 g de glucides ; 4 g de fibres alimentaires ; 19,5 mg de cholestérol.

■ **LE BON TRUC** Il est désormais plus fréquent de voir des bébés bananes sur le marché, tout autant que des bananes plantains, un cousin au premier degré. Quand ils sont mûrs, ces deux fruits ont un goût plus sucré que la banane Cavendish commune et peuvent la remplacer dans les recettes.

NUTRIMENTS DYNAMIQUES / POURCENTAGE DE L'APPORT NUTRITIONNEL RECOMMANDÉ*

Vitamine A	322,2 IU (6 %)
Vitamine B6	0,5 mg (27 %)
Vitamine C	65,6 mg (109 %)
Vitamine E	1,1 mg (5 %)
Magnésium	57,4 mg (14 %)
Manganèse	0,4 mg (19 %)
Sélénium	3,7 mcg (5 %)
Zinc	1,1 mg (7 %)

Le pourcentage de l'apport nutritionnel recommandé est basé sur un régime alimentaire de 2000 calories. Votre valeur quotidienne peut être plus haute ou plus basse, selon vos besoins caloriques.

RECONSTITUANT

SMOOTHIE À LA BANANE,
À LA MANGUE ET AUX NOIX DE CAJOU

Comme les graines de sésame et de tournesol, les douces noix de cajou au goût de beurre sont une excellente source de cuivre, un oligo-élément dont votre système immunitaire a besoin pour créer de nombreuses enzymes. Elles ajoutent aussi de la richesse à ce smoothie préparé avec des mangues parfumées, riches en vitamine C, et des bananes, riches en potassium.

1/2 tasse (75 g) de noix de cajou naturelles
1 contenant (8 onces ou 225 g) de yogourt à la banane, à faible teneur en gras
1/2 tasse (120 ml) de tofu soyeux (doux)
2 tasses (350 g) de mangues, en dés
1/4 tasse (32 g) de protéines de petit-lait en poudre
2 cuillerées à soupe (30 ml) d'huile de lin
1/4 cuillerée à thé (1,2 ml) d'extrait de rhum
1 1/2 tasse (300 g) de bananes tranchées, surgelées
4 morceaux de mangue, pour garnir (facultatif)

■ Préchauffez le four à 350 °F (180 °C). Mettez les noix de cajou sur une plaque de cuisson et cuisez cinq à sept minutes ou jusqu'à ce qu'elles soient légèrement brunies. Sortez les noix du four et laissez refroidir complètement.

■ Combinez les noix, le yogourt, le tofu, les mangues, les protéines de petit-lait en poudre, l'huile de lin et l'extrait de rhum dans un mélangeur ou un mélangeur à smoothie. Mélangez à haute vitesse 45 secondes ou jusqu'à obtention d'une purée lisse. Ajoutez les tranches de banane et mélangez encore à haute vitesse jusqu'à consistance lisse. Servez immédiatement, garni de morceaux de mangue, si désiré.

■ **Donne** 4 portions de 1 tasse (235 ml).

■ **Analyse nutritionnelle** Chaque portion d'une tasse fournit 367 calories ; 16 g de gras total ; 3 g de gras saturés ; 16 g de protéines ; 44 g de glucides ; 4 g de fibres alimentaires ; 20 mg de cholestérol.

■ **Le bon truc** Les noix peuvent très bien se conserver si elles sont congelées. Toutefois, si vous n'achetez qu'une petite quantité, le rayon des produits en vrac de votre boutique d'aliments naturels est le meilleur endroit où regarder, puisque vous pouvez n'acheter que la quantité nécessaire.

Nutriments dynamiques / pourcentage de l'apport nutritionnel recommandé*

Vitamine A	3406,6 IU (68 %)
Vitamine B_6	0,5 mg (25 %)
Vitamine C	40,9 mg (68 %)
Vitamine E	2,6 mg (13 %)
Magnésium	96,0 mg (24 %)
Manganèse	0,3 mg (15 %)
Sélénium	3,2 mcg (5 %)
Zinc	1,5 mg (10 %)

*Le pourcentage de l'apport nutritionnel recommandé est basé sur un régime alimentaire de 2000 calories. Votre valeur quotidienne peut être plus haute ou plus basse, selon vos besoins caloriques.

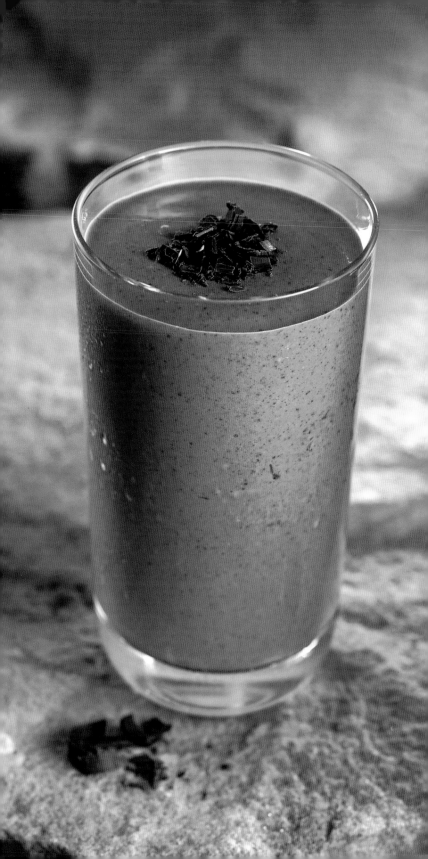

SMOOTHIE MEXICAIN AU CHOCOLAT ET À LA BANANE

Les Mexicains ont été les premiers à apprécier les miracles du chocolat chaud, et leur version contient des amandes et de la cannelle. En plus de leur haute teneur en vitamine E, qui protège la membrane des cellules contre les radicaux libres, et en manganèse, qui aide votre organisme à métaboliser les acides gras, les amandes aident à prévenir la hausse du taux de sucre sanguin après qu'on a mangé.

1 tasse (235 ml) de lait de soya au chocolat
1/2 tasse (120 ml) de tofu soyeux (doux)
1 tasse (150 g) d'amandes écalées, non mondées
1/2 tasse (50 g) de chocolat noir haché
2 cuillerées à soupe (30 ml) d'huile de lin
1/2 cuillerée à thé (1,2 g) de cannelle moulue
2 tasses (300 g) de bananes tranchées, surgelées
2 cuillerées à soupe (12,5 g) de chocolat râpé, pour garnir (facultatif)

▪ Combinez le lait de soya, le tofu, les amandes, le chocolat, l'huile de lin et la cannelle dans un mélangeur ou un mélangeur à smoothie. Mélangez à haute vitesse 45 secondes ou jusqu'à obtention d'une purée lisse. Ajoutez les tranches de banane et mélangez encore à haute vitesse jusqu'à consistance lisse. Servez immédiatement, garni de copeaux de chocolat râpé, si désiré.

▪ **DONNE** 4 portions de 1 tasse (235 ml).

▪ **ANALYSE NUTRITIONNELLE** Chaque portion d'une tasse fournit 487 calories ; 31 g de gras total ; 5 g de gras saturés ; 12 g de protéines ; 50 g de glucides ; 7 g de fibres alimentaires ; 1 mg de cholestérol.

▪ **LE BON TRUC** Il est plus facile de râper le chocolat si vous utilisez les grands trous d'une râpe. Rappelez-vous de toujours tenir le chocolat avec un papier essuie-tout. Vous protégerez vos doigts et éviterez que leur chaleur fasse fondre le chocolat.

NUTRIMENTS DYNAMIQUES / POURCENTAGE DE L'APPORT NUTRITIONNEL RECOMMANDÉ*	
Vitamine A	107,9 IU (2 %)
Vitamine B$_6$	0,8 mg (39 %)
Vitamine C	10,5 mg (17 %)
Vitamine E	10,5 mg (52 %)
Magnésium	164,0 mg (41 %)
Manganèse	1,3 mg (65 %)
Sélénium	5,6 mcg (8 %)
Zinc	2,0 mg (13 %)

Le pourcentage de l'apport nutritionnel recommandé est basé sur un régime alimentaire de 2000 calories. Votre valeur quotidienne peut être plus haute ou plus basse, selon vos besoins caloriques.

SMOOTHIE À LA BANANE ET AU CHOCOLAT

Bonne nouvelle pour les mordus du chocolat, le chocolat noir contient les mêmes flavonoïdes bons pour le cœur que le vin rouge; il peut donc, lui aussi, aider à réduire le taux de cholestérol. En fait, une étude réalisée aux Pays-Bas a montré que le chocolat contient quatre fois plus de catéchines que le thé! Ce smoothie ne contient pas un, mais deux types de chocolat, et il est épaissi avec de la banane riche et crémeuse.

1 1/2 tasse (355 ml) de lait de soya au chocolat
3 onces (85 g) de chocolat noir en morceaux
3 cuillerées à soupe (45 g) de poudre de cacao, de préférence alcalinisée
2 cuillerées à soupe (30 g) de pollen d'abeille
2 cuillerées à soupe (30 ml) d'huile de lin
2 tasses (300 g) de bananes tranchées
1 tasse (140 g) de yogourt au chocolat surgelé
2 cuillerées à soupe (15 g) de copeaux de chocolat, pour garnir (facultatif)

■ Combinez le lait de soya, le chocolat en morceaux, la poudre de cacao, le pollen d'abeille, l'huile de lin et la banane dans un mélangeur ou un mélangeur à smoothie. Mélangez à haute vitesse 45 secondes ou jusqu'à obtention d'une purée lisse. Ajoutez le yogourt surgelé et mélangez encore à haute vitesse jusqu'à consistance lisse. Servez immédiatement, garni de copeaux de chocolat, si désiré.

■ **DONNE** 4 portions de 1 tasse (235 ml).

■ **ANALYSE NUTRITIONNELLE** Chaque portion d'une tasse fournit 470 calories; 19 g de gras total; 6 g de gras saturés; 11 g de protéines; 71 g de glucides; 4 g de fibres alimentaires; 5 mg de cholestérol.

■ **LE BON TRUC** Plutôt que de compter sur votre tasse à mesurer pour la crème glacée ou le yogourt surgelé, mesurez la capacité de votre cuillerée à crème glacée. Partant de là, vous pouvez vous servir de votre cuillerée pour mesurer et vous aurez un ustensile de moins à laver.

NUTRIMENTS DYNAMIQUES / POURCENTAGE DE L'APPORT NUTRITIONNEL RECOMMANDÉ*

Vitamine A	220,6 IU (4 %)
Vitamine B6	0,8 mg (40 %)
Vitamine C	14,8 mg (25 %)
Vitamine E	2,4 mg (12 %)
Magnésium	106,0 mg (27 %)
Manganèse	0,4 mg (18 %)
Sélénium	1,3 mcg (2 %)
Zinc	1,7 mg (12 %)

*Le pourcentage de l'apport nutritionnel recommandé est basé sur un régime alimentaire de 2000 calories. Votre valeur quotidienne peut être plus haute ou plus basse, selon vos besoins caloriques.

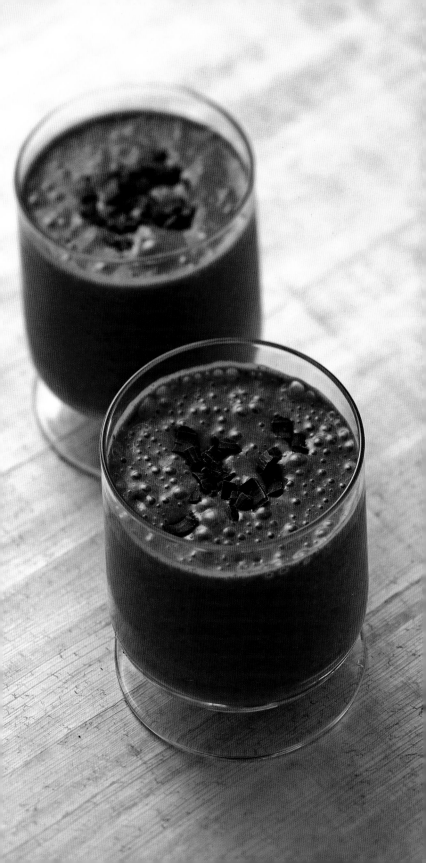

SUCCULENTES LÉGUMINEUSES
SMOOTHIE AU CHOCOLAT, AUX ARACHIDES ET À LA BANANE

Le resvératrol est un puissant antioxydant mieux connu comme nutriment présent dans les raisins rouges et le vin rouge. Toutefois, les arachides, membres de la famille des légumineuses, sont aussi une bonne source de resvératrol et, quand elles sont mêlées aux bananes riches en potassium, vous êtes gratifié d'un délicieux smoothie riche de nombreux oligo-éléments vitaux.

1 tasse (235 ml) de lait de soya au chocolat
1/2 tasse (120 ml) de tofu soyeux (doux)
1/2 tasse (130 g) de beurre d'arachide naturel
1/2 tasse (72 g) d'arachides écalées
1/2 tasse (50 g) de chocolat noir haché
1/4 tasse (32 g) de protéines de petit-lait en poudre
2 cuillerées à soupe (30 ml) d'huile de lin
2 cuillerées à soupe (40 g) de miel
2 cuillerées à soupe (30 g) de pollen d'abeille
1 1/2 tasse (225 g) de bananes tranchées, surgelées
2 cuillerées à soupe d'arachides hachées, pour garnir (facultatif)

■ Combinez le lait de soya, le tofu, le beurre d'arachide, les arachides, le chocolat, les protéines de petit-lait en poudre, l'huile de lin, le miel et le pollen d'abeille dans un mélangeur ou un mélangeur à smoothie. Mélangez à haute vitesse 45 secondes ou jusqu'à obtention d'une purée lisse. Ajoutez les tranches de banane et mélangez de nouveau à haute vitesse jusqu'à consistance lisse. Servez immédiatement, garni d'arachides hachées, si désiré.

■ **DONNE** 4 portions de 1 tasse (235 ml).

■ **ANALYSE NUTRITIONNELLE** Chaque portion d'une tasse fournit 662 calories ; 38 g de gras total ; 8 g de gras saturés ; 27 g de protéines ; 56 g de glucides ; 6 g de fibres alimentaires ; 20 mg de cholestérol.

■ **LE BON TRUC** Le beurre d'arachide naturel est offert dans la plupart des supermarchés comme dans les boutiques d'aliments naturels. On doit habituellement bien le brasser parce que l'huile a tendance à monter à la surface. Si vous utilisez un beurre d'arachide commercial, ne mettez pas de miel pour compenser le sucre inclus dans le produit.

NUTRIMENTS DYNAMIQUES / POURCENTAGE DE L'APPORT NUTRITIONNEL RECOMMANDÉ*

Vitamine A	102,5 IU (2 %)
Vitamine B$_6$	0,6 mg (30 %)
Vitamine C	11,6 mg (19 %)
Vitamine E	3,3 mg (16 %)
Magnésium	143,0 mg (36 %)
Manganèse	0,6 mg (29 %)
Sélénium	1,5 mcg (2 %)
Zinc	1,5 mg (10 %)

*Le pourcentage de l'apport nutritionnel recommandé est basé sur un régime alimentaire de 2000 calories. Votre valeur quotidienne peut être plus haute ou plus basse, selon vos besoins caloriques.

FANTAISIE DE PHYTONUTRIMENTS

SMOOTHIE À LA BANANE, AU CHOCOLAT ET AUX FRAMBOISES

La bonne nouvelle pour les amoureux du chocolat est que le chocolat noir renferme vraiment des nutriments ; chocolat ne signifie donc pas calories vides. Quand les phytonutriments du chocolat noir se combinent à l'acide ellagique des framboises et au contenu nutritif des bananes, le résultat est un délice réellement bon pour vous !

1 contenant (8 onces ou 225 g) de yogourt aux framboises
   à faible teneur en gras
1/4 tasse (80 g) de confiture de framboises 100 % fruits
3 onces (85 g) de chocolat noir en morceaux
1 1/2 tasse (225 g) de bananes tranchées
3 cuillerées à soupe (45 g) de poudre de cacao, de préférence alcalinisée
2 cuillerées à soupe (30 g) de pollen d'abeille
2 cuillerées à soupe (30 ml) d'huile de lin
1 tasse (125 g) de framboises surgelées
1/2 tasse (70 g) de yogourt au chocolat surgelé
Une pincée de poudre de cacao, pour garnir (facultatif)

■ Combinez le yogourt, le tofu, la confiture de framboises, le chocolat, la banane, la poudre de cacao, le pollen d'abeille et l'huile de lin dans un mélangeur ou un mélangeur à smoothie. Mélangez à haute vitesse 45 secondes ou jusqu'à obtention d'une purée lisse. Ajoutez les framboises et le yogourt surgelé, et mélangez encore à haute vitesse jusqu'à consistance lisse. Servez aussitôt, garni d'une pincée de cacao, si désiré.

■ **DONNE** 4 portions de 1 tasse (235 ml).

■ **ANALYSE NUTRITIONNELLE** Chaque portion d'une tasse fournit 481 calories ; 18,5 g de gras total ; 6 g de gras saturés ; 9 g de protéines ; 73 g de glucides ; 6 g de fibres alimentaires ; 10,1 mg de cholestérol.

■ **LE BON TRUC** La poudre de cacao apparaît quand la liqueur de chocolat est pressée pour enlever au moins les trois quarts de son beurre de cacao, mais on le fait de deux façons. Dans le procédé hollandais (alcalinisé), on traite le cacao avec un alcali pour neutraliser ses acides, et la poudre qui en résulte a une saveur délicate préférable pour les smoothies parce qu'il n'est pas nécessaire de la cuire pour adoucir le cacao.

NUTRIMENTS DYNAMIQUES / POURCENTAGE DE L'APPORT NUTRITIONNEL RECOMMANDÉE*

Vitamine A . . . . 287,8 IU (6 %)
Vitamine B$_6$ . . . . 0,4 mg (22 %)
Vitamine C . . . . 23,2 mg (39 %)
Vitamine E . . . . 2,2 mg (11 %)
Magnésium . . . . 70,4 mg (18 %)
Manganèse . . . . 0,5 mg (24 %)
Sélénium . . . . 3,3 mcg (5 %)
Zinc . . . . 1,5 mg (10 %)

*Le pourcentage de l'apport nutritionnel recommandé est basé sur un régime alimentaire de 2000 calories. Votre valeur quotidienne peut être plus haute ou plus basse, selon vos besoins caloriques.

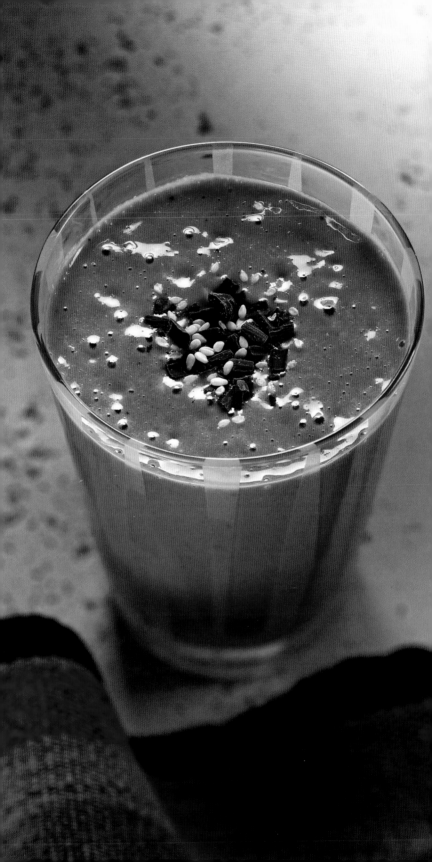

SMOOTHIE AU SÉSAME, AU CHOCOLAT ET À LA BANANE

Le tryptophane fait partie des acides aminés essentiels que votre organisme ne peut synthétiser et qu'il doit donc trouver dans votre alimentation. Précurseur de la sérotonine, le tryptophane a aussi un effet calmant qui peut aider à la détente et au sommeil. Les graines de sésame et le tofu sont de bonnes sources de tryptophane et sont pleins de nutriments qui stimulent le système immunitaire ; ils équilibrent donc la petite quantité de caféine du chocolat de ce succulent smoothie.

1 tasse (235 ml) de lait de soya au chocolat
1/2 tasse (120 ml) de tofu soyeux (doux)
1/3 tasse (80 g) de tahini
1/4 tasse (32 g) de protéines de petit-lait en poudre
1/4 tasse (30 g) de graines de sésame
2 cuillerées à soupe (28 ml) de sirop de chocolat
1/4 cuillerée à thé (1 ml) d'extrait de vanille pure
2 tasses (300 g) de bananes tranchées, surgelées
2 cuillerées à soupe (15 g) de graines de sésame grillées ou de copeaux
    de chocolat, pour garnir (facultatif)

■ Combinez le lait de soya, le tofu, le tahini, les protéines de petit-lait en poudre, les graines de sésame, le sirop de chocolat et l'extrait de vanille dans un mélangeur ou un mélangeur à smoothie. Mélangez à haute vitesse 45 secondes ou jusqu'à obtention d'une purée lisse. Ajoutez les tranches de banane et mélangez de nouveau à haute vitesse jusqu'à consistance lisse. Servez immédiatement, garni de graines de sésame, si désiré.

■ **DONNE** 4 portions de 1 tasse (235 ml).

■ **ANALYSE NUTRITIONNELLE** Chaque portion d'une tasse fournit 376 calories ; 16 g de gras total ; 3 g de gras saturés ; 15 g de protéines ; 48 g de glucides ; 4 g de fibres alimentaires ; 18 mg de cholestérol.

■ **LE BON TRUC** Les graines de sésame ajoutent de la texture au smoothie, mais, si vous n'en avez pas ou si vous préférez un smoothie plus lisse, vous pouvez omettre les graines de sésame et augmenter la quantité de tahini à 1/2 tasse.

NUTRIMENTS DYNAMIQUES / POURCENTAGE DE L'APPORT NUTRITIONNEL RECOMMANDÉ*

Vitamine A	122,0 IU (2 %)
Vitamine B6	0,8 mg (39 %)
Vitamine C	11,3 mg (19 %)
Vitamine E	0,6 mg (3 %)
Magnésium	106,4 mg (27 %)
Manganèse	0,3 mg (14 %)
Sélénium	3,5 mcg (5 %)
Zinc	2,3 mg (15 %)

Le pourcentage de l'apport nutritionnel recommandé est basé sur un régime alimentaire de 2000 calories. Votre valeur quotidienne peut être plus haute ou plus basse, selon vos besoins caloriques.

SMOOTHIE COLADA À LA BANANE

On dit que les aliments qui poussent dans le même sol goûtent bon quand ils sont mangés ensemble. La combinaison de l'ananas et de la noix de coco des tropiques valide cette théorie. Ces fruits ont des saveurs merveilleusement complémentaires et sont tous les deux riches en fibres, élément nécessaire d'une alimentation saine. Les bananes sont ajoutées à cause de leur texture crémeuse et parce qu'elles sont riches en potassium.

1 tasse (235 ml) de lait de coco léger
1 tasse (155 g) d'ananas en dés
1/3 tasse (25 g) de noix de coco râpée, non sucrée, légèrement tassée
1/4 tasse (32 g) de protéines de petit-lait en poudre
2 cuillerées à soupe (30 g) de pollen d'abeille
1/2 cuillerée à thé (2,5 ml) d'extrait de rhum pur
2 tasses (300 g) de bananes tranchées, surgelées
2 cuillerées à soupe (6 g) de noix de coco râpée, pour garnir (facultatif)

■ Combinez le lait de coco, l'ananas, la noix de coco, les protéines de petit-lait en poudre, le pollen d'abeille et l'extrait de rhum dans un mélangeur ou un mélangeur à smoothie. Mélangez à haute vitesse 45 secondes ou jusqu'à obtention d'une purée lisse. Ajoutez les tranches de banane et mélangez encore à haute vitesse jusqu'à consistance lisse. Servez immédiatement, garni de noix de coco râpée, si désiré.

■ **DONNE** 4 portions de 1 tasse (235 ml).

■ **ANALYSE NUTRITIONNELLE** Chaque portion d'une tasse fournit 242 calories ; 7 g de gras total ; 6 g de gras saturés ; 11 g de protéines ; 38 g de glucides ; 4 g de fibres alimentaires ; 18 mg de cholestérol.

■ **LE BON TRUC** Une banane dont la pelure a noirci possède toujours une saveur et une douceur incroyables, et si vous vous retrouvez avec une quantité de bananes trop mûres, ne désespérez pas. Réduisez les fruits en purée et congelez celle-ci dans des bacs à glace. Vous serez ainsi prêt non seulement à faire des smoothies, mais aussi à cuisiner un pain ou des muffins aux bananes au moment voulu.

NUTRIMENTS DYNAMIQUES / POURCENTAGE DE L'APPORT NUTRITIONNEL RECOMMANDÉ*

Vitamine A	117,6 IU (2 %)
Vitamine B$_6$	0,7 mg (36 %)
Vitamine C	20,4 mg (34 %)
Vitamine E	1,2 mg (6 %)
Magnésium	48,1 mg (12 %)
Manganèse	0,9 mg (46 %)
Sélénium	2,2 mcg (3 %)
Zinc	0,7 mg (5 %)

Le pourcentage de l'apport nutritionnel recommandé est basé sur un régime alimentaire de 2000 calories. Votre valeur quotidienne peut être plus haute ou plus basse, selon vos besoins caloriques.

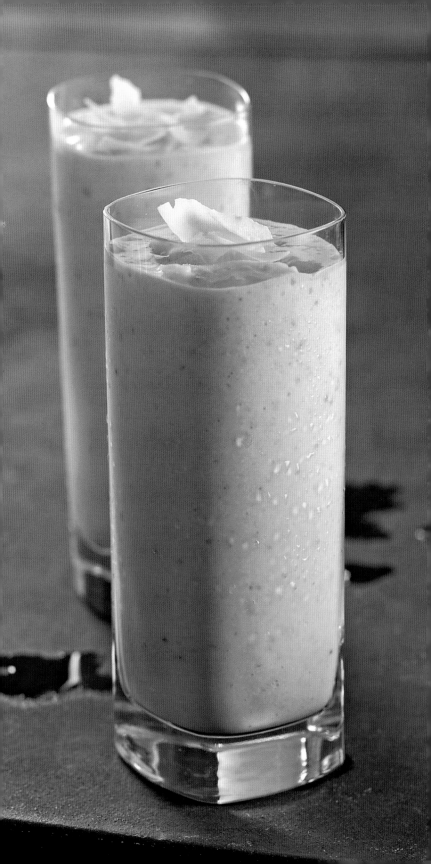

ANTIVIRAL AVEC BRIO
SMOOTHIE À L'ORANGE, À LA NOIX DE COCO ET À LA BANANE

La vitamine C est sur la principale ligne de défense contre l'infection et les oranges sont une importante source de cette vitamine. Ces fruits succulents contiennent aussi plusieurs flavonoïdes qui remplissent une importante fonction antioxydante pour votre système immunitaire. Outre ces avantages, la noix de coco dans cette recette stimule le système immunitaire à cause des acides gras qu'elle contient, lesquels sont à la fois antiviraux et antibactériens.

2 oranges navel
1/2 tasse (120 ml) de tofu soyeux (doux)
1/2 tasse (120 ml) de lait de coco léger
1/2 tasse (120 ml) de jus d'orange fraîchement pressé
1/2 tasse (40 g) de noix de coco râpée, non sucrée, légèrement tassée
1/4 tasse (80 g) de marmelade à l'orange 100 % fruits
1/4 tasse (32 g) de protéines de petit-lait en poudre
2 cuillerées à soupe (30 g) de pollen d'abeille
2 tasses (300 g) de bananes tranchées, surgelées
4 quartiers d'orange, pour garnir (facultatif)

▓ Pelez les oranges, puis coupez la peau blanche. Coupez autour des côtés des quartiers afin d'enlever les restes de peau blanche. Coupez en dés de 1/2 pouce (1 cm).

▓ Combinez les oranges, le tofu, le lait de coco, le jus d'orange, la noix de coco, la marmelade à l'orange, les protéines de petit-lait en poudre et le pollen d'abeille dans un mélangeur ou un mélangeur à smoothie. Mélangez à haute vitesse 45 secondes ou jusqu'à obtention d'une purée lisse. Ajoutez les tranches de banane et mélangez encore à haute vitesse jusqu'à consistance lisse. Servez immédiatement, garni de quartiers d'orange, si désiré.

▓ **DONNE** 4 portions de 1 tasse (235 ml).

▓ **ANALYSE NUTRITIONNELLE** Chaque portion d'une tasse fournit 359 calories ; 11 g de gras total ; 9 g de gras saturés ; 13 g de protéines ; 57 g de glucides ; 5 g de fibres alimentaires ; 18 mg de cholestérol.

▓ **LE BON TRUC** Si vous utilisez de la noix de coco sucrée, couvrez-la d'eau bouillante, puis égouttez-la avant de l'ajouter au mélange, pour enlever une bonne partie du sucre.

NUTRIMENTS DYNAMIQUES / POURCENTAGE DE L'APPORT NUTRITIONNEL RECOMMANDÉ*

Vitamine A	317,5 IU (6 %)
Vitamine B6	0,5 mg (27 %)
Vitamine C	65,2 mg (109 %)
Vitamine E	1,2 mg (6 %)
Magnésium	67,3 mg (17 %)
Manganèse	0,6 mg (28 %)
Sélénium	3,2 mcg (5 %)
Zinc	1,1 mg (7 %)

Le pourcentage de l'apport nutritionnel recommandé est basé sur un régime alimentaire de 2000 calories. Votre valeur quotidienne peut être plus haute ou plus basse, selon vos besoins caloriques.

SMOOTHIE AUX CANNEBERGES, À L'ORANGE ET À LA BANANE

Les oranges et les canneberges sont une combinaison consacrée de saveurs douce et amère auxquelles la banane crémeuse se mêle magnifiquement dans ce smoothie. Tous ces fruits sont avantageux pour le système immunitaire : les bananes sont riches en vitamine B_6, et les autres fruits, remplis de vitamine C et de flavonoïdes.

2 oranges navel
1 contenant (4 onces ou 112 g) de yogourt nature à faible teneur en gras
1/2 tasse (120 ml) de tofu soyeux (doux)
1/2 tasse (150 ml) de sauce de canneberges
1/4 tasse (80 g) de marmelade à l'orange 100 % fruits
1/2 tasse (50 g) de canneberges fraîches
1/4 tasse (32 g) de protéines de petit-lait en poudre
2 cuillerées à soupe (30 g) de pollen d'abeille
2 tasses (300 g) de bananes tranchées, surgelées
4 quartiers d'orange, pour garnir (facultatif)

▨ Pelez les oranges, puis coupez la peau blanche. Coupez autour des côtés des quartiers afin d'enlever les restes de peau blanche. Coupez en dés de 1/2 pouce (1 cm).

▨ Combinez les oranges, le yogourt, le tofu, la sauce aux canneberges, la marmelade à l'orange, les canneberges, les protéines de petit-lait en poudre et le pollen d'abeille dans un mélangeur ou un mélangeur à smoothie. Mélangez à haute vitesse 45 secondes ou jusqu'à obtention d'une purée lisse. Ajoutez les tranches de banane et mélangez de nouveau à haute vitesse jusqu'à consistance lisse. Servez immédiatement, garni de quartiers d'orange, si désiré.

▨ **DONNE** 4 portions de 1 tasse (235 ml).

▨ **ANALYSE NUTRITIONELLE** Chaque portion d'une tasse fournit 332 calories ; 3 g de gras total ; 2 g de gras saturés ; 13 g de protéines ; 68 g de glucides ; 5 g de fibres alimentaires ; 23,5 mg de cholestérol.

▨ **LE BON TRUC** Je précise des oranges navel pour les recettes parce qu'elles contiennent moins de pépins, ce qui diminue le temps de préparation, et elles sont foncièrement sucrées. Si vous ne pouvez en trouver facilement, il est toujours possible d'utiliser des oranges à jus ; toutefois, il est important de jeter tous les pépins.

NUTRIMENTS DYNAMIQUES / POURCENTAGE DE L'APPORT NUTRITIONNEL RECOMMANDÉE*

Vitamine A	321,7 IU (6 %)
Vitamine B_6	0,5 mg (26 %)
Vitamine C	52,2 mg (87 %)
Vitamine E	1,1 mg (6 %)
Magnésium	53,9 mg (13 %)
Manganèse	0,4 mg (20 %)
Sélénium	1,7 mcg (2 %)
Zinc	0,9 mg (6 %)

*Le pourcentage de l'apport nutritionnel recommandé est basé sur un régime alimentaire de 2000 calories. Votre valeur quotidienne peut être plus haute ou plus basse, selon vos besoins caloriques.

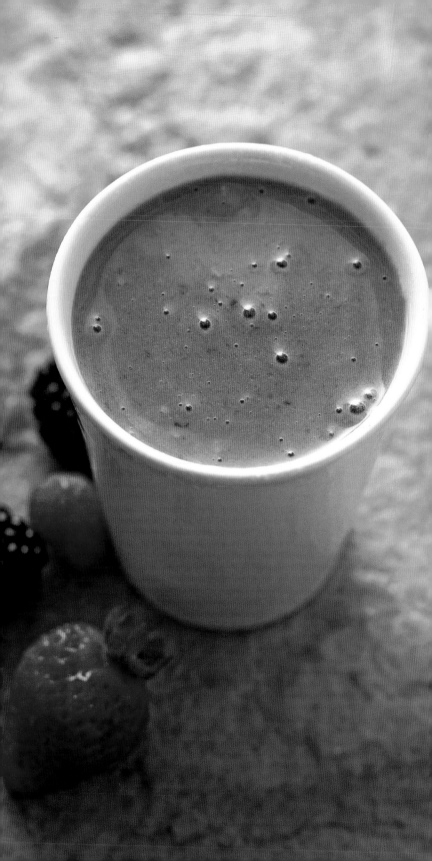

MERVEILLEUX MANGANÈSE
SMOOTHIE AUX PETITS FRUITS ET À LA BANANE

Le manganèse est très important pour garder les os en santé. Aussi, quand les framboises et les mûres savoureuses ajoutent leur riche contenu de manganèse à ce smoothie sans lait – crémeux grâce aux bananes –, vous êtes gagnant à coup sûr.

1/2 tasse (120 ml) de lait de soya nature
1/2 tasse (120 ml) de tofu soyeux (doux)
1/2 tasse (70 g) de mûres
1/2 tasse (60 g) de framboises
1/2 tasse (85 g) de fraises équeutées, tranchées
1/4 tasse (32 g) de protéines de petit-lait en poudre
2 tasses (300 g) de bananes tranchées, surgelées
4 fraises en éventail, pour garnir (facultatif)

■ Combinez le lait de soya, le tofu, les mûres, les framboises, les fraises et les protéines de petit-lait en poudre dans un mélangeur ou un mélangeur à smoothie. Mélangez à haute vitesse 45 secondes ou jusqu'à obtention d'une purée lisse. Ajoutez les tranches de banane et mélangez encore à haute vitesse jusqu'à consistance lisse. Servez aussitôt, garni de fraises en éventail, si désiré.

■ **DONNE** 4 portions de 1 tasse (235 ml).

■ **ANALYSE NUTRITIONNELLE** Chaque portion d'une tasse fournit 183 calories ; 2 g de gras total ; 1 g de gras saturés ; 10 g de protéines ; 36 g de glucides ; 4 g de fibres alimentaires ; 36 mg de cholestérol.

■ **LE BON TRUC** Quand vous choisissez des fruits délicats comme les framboises et les mûres, regardez sous le contenant pour voir si le papier buvard est sec ou taché de jus. Un papier mouillé indique que les petits fruits ont été meurtris ou qu'ils commencent à se gâter.

NUTRIMENTS DYNAMIQUES / POURCENTAGE DE L'APPORT NUTRITIONNEL RECOMMANDÉ*

Vitamine A	225,7 IU (5 %)
Vitamine B$_6$	0,7 mg (35 %)
Vitamine C	28,2 mg (47 %)
Vitamine E	0,5 mg (3 %)
Magnésium	53,7 mg (13 %)
Manganèse	0,7 mg (34 %)
Sélénium	3,2 mcg (5 %)
Zinc	0,5 mg (3 %)

Le pourcentage de l'apport nutritionnel recommandé est basé sur un régime alimentaire de 2000 calories. Votre valeur quotidienne peut être plus haute ou plus basse, selon vos besoins caloriques.

SMOOTHIE À LA BANANE ET AUX NOIX DU BRÉSIL

Les noix du Brésil contiennent environ 2 500 fois plus de sélénium que toute autre noix. Le sélénium est un oligo-élément aux puissantes propriétés antioxydantes dont il a été démontré qu'elles protégeaient des maladies cardiaques et du cancer de la prostate. Les noix du Brésil sont aussi remplies de magnésium, de fibres et de zinc. Leur goût de beurre se fond magnifiquement à la saveur sucrée et crémeuse de la banane, qui prodigue de la vitamine B_6 et d'autres nutriments.

2 tasses (300 g) de noix du Brésil hachées
1 tasse (235 ml) de tofu soyeux (doux)
3 cuillerées à soupe (60 g) de miel
2 cuillerées à soupe (30 ml) d'huile de lin
1/2 cuillerée à thé (1,2 g) de cannelle moulue et un peu plus pour garnir (facultatif)
2 tasses (300 g) de bananes tranchées, surgelées

■ Préchauffez le four à 350 °F (180 °C). Mettez les noix du Brésil sur une plaque à cuisson et cuisez cinq à sept minutes ou jusqu'à ce qu'elles soient légèrement dorées. Sortez les noix du four et laissez refroidir complètement.

■ Combinez les noix refroidies, le tofu, le miel, l'huile de lin et la cannelle dans un mélangeur ou un mélangeur à smoothie. Mélangez à haute vitesse 45 secondes ou jusqu'à obtention d'une purée lisse. Ajoutez les tranches de banane et mélangez encore à haute vitesse jusqu'à consistance lisse. Servez immédiatement, garni d'une pincée de cannelle, si désiré.

■ **DONNE** 4 portions de 1 tasse (235 ml).

■ **ANALYSE NUTRITIONNELLE** Chaque portion d'une tasse fournit 547 calories ; 25,5 g de gras ; 13 g de protéines ; 69 g de glucides ; 7 g de fibres alimentaires ; 0 mg de cholestérol.

■ **LE BON TRUC** Faire griller les noix n'augmente ni ne diminue leur valeur nutritionnelle ; cette étape en réalité rehausse leur saveur. Chauffer les noix libère leurs huiles aromatiques et savoureuses. Ces huiles peuvent rancir, aussi est-il préférable de garder les noix au congélateur après les avoir écalées.

NUTRIMENTS DYNAMIQUES / POURCENTAGE DE L'APPORT NUTRITIONNEL RECOMMANDÉ*

Vitamine A . . . . 48,7 IU (1 %)
Vitamine B_6 . . . . 0,5 mg (25 %)
Vitamine C . . . . 6,8 mg (11 %)
Vitamine E . . . . 7,4 mg (37 %)
Magnésium . . . . 197,2 mg (49 %)
Manganèse . . . . 0,4 mg (19 %)
Sélénium . . . . 761,0 mcg (1087 %)
Zinc . . . . 3,8 mg (25 %)

Le pourcentage de l'apport nutritionnel recommandé est basé sur un régime alimentaire de 2000 calories. Votre valeur quotidienne peut être plus haute ou plus basse, selon vos besoins caloriques.

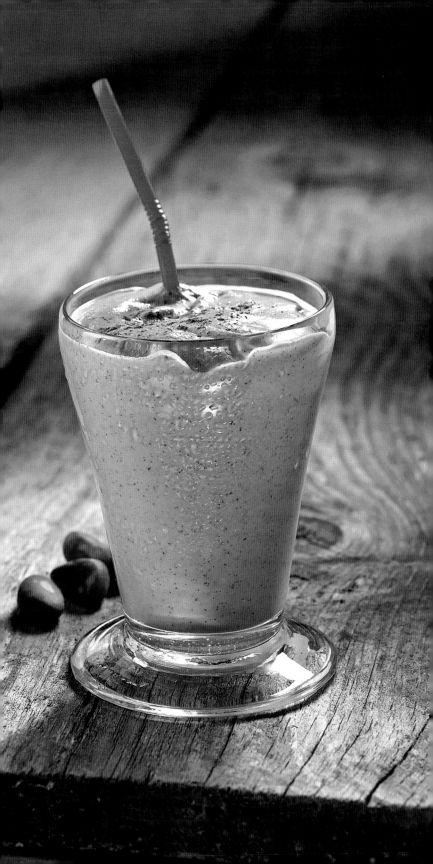

SMOOTHIE AUX AMANDES ET AUX FIGUES

Les succulentes figues, fraîches ou séchées, sont une excellente source de potassium, un minéral qui stimule votre système immunitaire et aide aussi à contrôler votre tension artérielle. Également une très bonne source de fibres alimentaires, ces fruits sucrés se mêlent bien aux amandes riches en vitamine E dans cette boisson épaisse et glacée.

1 contenant (8 onces ou 225 g) de yogourt nature, sans gras
1/2 tasse (120 ml) de tofu soyeux (doux)
1 tasse (150 g) d'amandes écalées, non mondées
1 tasse (150 g) de figues séchées, en dés
1/2 tasse (145 g) de graines de tournesol écalées
1/4 tasse (32 g) de protéines de petit-lait en poudre
2 cuillerées à soupe (30 g) de pollen d'abeille
1/2 cuillerée à thé (1,2 g) de cannelle moulue
1/2 cuillerée à thé (2,5 ml) d'extrait d'amande pur
5 figues fraîches, équeutées, en dés et surgelées
4 figues séchées, pour garnir (facultatif)

■ Combinez le yogourt, le tofu, les amandes, les figues séchées, les graines de tournesol, les protéines de petit-lait en poudre, le pollen d'abeille, la cannelle et l'extrait d'amande dans un mélangeur ou un mélangeur à smoothie. Mélangez à haute vitesse 45 secondes ou jusqu'à obtention d'une purée lisse. Ajoutez les figues et mélangez encore à haute vitesse jusqu'à consistance lisse. Servez immédiatement, garni de figues, si désiré.

■ **DONNE** 4 portions de 1 tasse (235 ml).

■ **ANALYSE NUTRITIONNELLE** Chaque portion d'une tasse fournit 502 calories; 24 g de gras total; 3 g de gras saturés; 21 g de protéines; 58 g de glucides; 11,5 g de fibres alimentaires; 20 mg de cholestérol.

■ **LE BON TRUC** Il n'y a pas si longtemps, les figues fraîches étaient pratiquement inconnues chez nous; même celles produites en Californie et en Floride étaient cueillies, puis séchées. La couleur des figues peut varier plus que chez tout autre fruit; les Black Mission sont noir pourpré, alors que les Kadota sont vertes et les Calimyrna, jaunes. Par contre, leur saveur est presque identique.

NUTRIMENTS DYNAMIQUES / POURCENTAGE DE L'APPORT NUTRITIONNEL RECOMMANDÉ*

Vitamine A	177,3 IU (4 %)
Vitamine B$_6$	0,3 mg (17 %)
Vitamine C	6,4 mg (11 %)
Vitamine E	10,1 mg (50 %)
Magnésium	155,4 mg (39 %)
Manganèse	1,4 mg (69 %)
Sélénium	16,6 mcg (24 %)
Zinc	3,0 mg (20 %)

Le pourcentage de l'apport nutritionnel recommandé est basé sur un régime alimentaire de 2000 calories. Votre valeur quotidienne peut être plus haute ou plus basse, selon vos besoins caloriques.

LE PLEIN DE VITAMINES C ET E
SMOOTHIE ÉPICÉ AUX FRAMBOISES ET AUX AMANDES

Ce smoothie rose-rouge a toutes les saveurs du dessert autrichien, la «linzer torte», avec un soupçon de cannelle rehaussant les amandes sucrées et les framboises pimpantes. Les framboises sont gorgées d'acide ellagique, un puissant antioxydant, tout autant que de vitamine C et de fibres alimentaires, alors que les amandes ajoutent une grande quantité de vitamine E au mélange.

1 contenant (8 onces ou 225 g) de yogourt aux framboises
    à faible teneur en gras
1/2 tasse (120 ml) de tofu soyeux (doux)
1/2 tasse (75 g) d'amandes écalées, non mondées
1/4 tasse (80 g) de confiture de framboises 100 % fruits
1/4 tasse (32 g) de protéines de petit-lait en poudre
2 cuillerées à soupe (30 g) de pollen d'abeille
1/2 cuillerée à thé (1,2 g) de cannelle moulue
2 tasses (250 g) de framboises surgelées
Une pincée de cannelle, pour garnir (facultatif)

■ Combinez le yogourt, le tofu, les amandes, la confiture de framboises, les protéines de petit-lait en poudre, le pollen d'abeille et la cannelle dans un mélangeur ou un mélangeur à smoothie. Mélangez à haute vitesse 45 secondes ou jusqu'à obtention d'une purée lisse. Ajoutez les framboises et mélangez encore à haute vitesse jusqu'à consistance lisse. Servez aussitôt, garni d'une pincée de cannelle, si désiré.

■ **DONNE** 4 portions de 1 tasse (235 ml).

■ **ANALYSE NUTRITIONNELLE** Chaque portion d'une tasse fournit 352 calories; 8 g de gras total; 1 g de gras saturés; 14 g de protéines; 58 g de glucides; 8 g de fibres alimentaires; 19,5 mg de cholestérol.

■ **LE BON TRUC** Si vous n'avez pas d'amandes, les noix de cajou sont toujours le meilleur substitut. Leur saveur est également sucrée et leur texture est moins prononcée que celle des noix de Grenoble ou des pacanes.

NUTRIMENTS DYNAMIQUES / POURCENTAGE DE L'APPORT NUTRITIONNEL RECOMMANDÉ*

Vitamine A	92,4 IU (2 %)
Vitamine B$_6$	0,1 mg (6 %)
Vitamine C	26,9 mg (45 %)
Vitamine E	1,6 mg (8 %)
Magnésium	73,1 mg (18 %)
Manganèse	1,2 mg (60 %)
Sélénium	2,9 mcg (4 %)
Zinc	1,6 mg (10 %)

Le pourcentage de l'apport nutritionnel recommandé est basé sur un régime alimentaire de 2000 calories. Votre valeur quotidienne peut être plus haute ou plus basse, selon vos besoins caloriques.

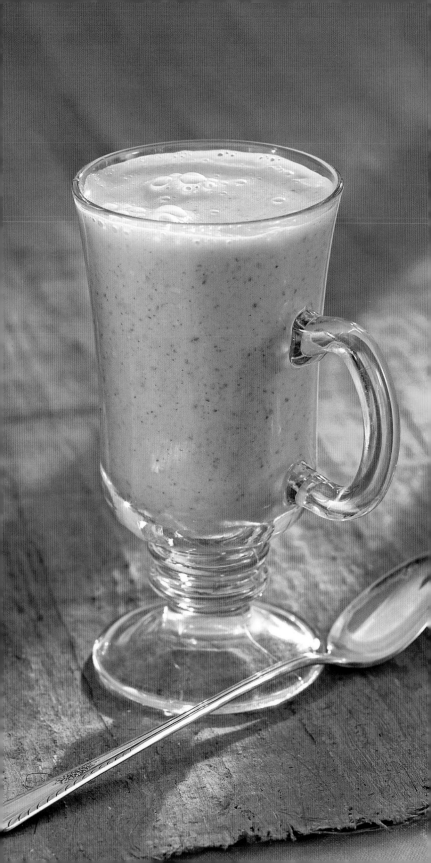

UN BAUME POUR LA GORGE

SMOOTHIE AUX AMANDES, AU MIEL ET À LA BANANE

Les chanteurs d'opéra ne jurent que par le miel pour calmer leur gorge irritée avant un récital. Ce smoothie possède ce pouvoir et apporte d'autres ingrédients – comme les amandes riches en manganèse et en vitamine E – pour stimuler le système immunitaire (et aider à soigner cette gorge irritée encore plus vite).

1 contenant (8 onces ou 225 g) de yogourt nature à faible teneur en gras
1/2 tasse (120 ml) de tofu soyeux (doux)
1 tasse (150 g) d'amandes écalées, non mondées
1/4 tasse (85 g) de miel
1/4 tasse (32 g) de protéines de petit-lait en poudre
1/4 cuillerée à thé (1,2 g) de cannelle moulue
1/4 cuillerée à thé (1,2 ml) d'extrait de vanille pure
2 tasses (300 g) de bananes tranchées, surgelées
Une pincée de cannelle moulue, pour garnir (facultatif)

▨ Combinez le yogourt, le tofu, les amandes, le miel, les protéines de petit-lait en poudre, la cannelle et l'extrait de vanille dans un mélangeur ou un mélangeur à smoothie. Mélangez à haute vitesse 45 secondes ou jusqu'à obtention d'une purée lisse. Ajoutez les bananes tranchées et mélangez encore à haute vitesse jusqu'à consistance lisse. Servez aussitôt, garni d'une pincée de cannelle, si désiré.

▨ **Donne** 4 portions de 1 tasse (235 ml).

▨ **Analyse nutritionnelle** Chaque portion d'une tasse fournit 446 calories ; 19 g de gras total ; 2 g de gras saturés ; 19 g de protéines ; 57 g de glucides ; 6 g de fibres alimentaires ; 19,5 mg de cholestérol.

▨ **Le bon truc** Quand vous saupoudrez des épices ou des herbes sur la nourriture pour garnir, les trous du pot d'épice peuvent en laisser échapper plus que vous n'en voulez. Une méthode utile pour saupoudrer la bonne quantité consiste à placer l'épice ou l'herbe dans une passoire à filet fin, puis à tapoter délicatement la passoire au-dessus de la nourriture à garnir,

---

Nutriments dynamiques / pourcentage de l'apport nutritionnel recommandé*

Vitamine A	113,4 IU (2 %)
Vitamine B6	0,8 mg (38 %)
Vitamine C	11,2 mg (19 %)
Vitamine E	9,3 mg (47 %)
Magnésium	147,9 mg (37 %)
Manganèse	1,2 mg (59 %)
Sélénium	7,8 mcg (11 %)
Zinc	1,9 mg (13 %)

Le pourcentage de l'apport nutritionnel recommandé est basé sur un régime alimentaire de 2000 calories. Votre valeur quotidienne peut être plus haute ou plus basse, selon vos besoins caloriques.

SMOOTHIE AUX NOIX, AUX AMANDES ET AUX DATTES

Les amandes croustillantes et les graines de tournesol sont gorgées de vitamine E qui protège les membranes cellulaires. La combinaison des dattes séchées succulentes, de la sauce aux pommes sucrées et d'un peu de gingembre équilibre la richesse du goût de noisette avec la magie des fruits.

2 tasses (490 g) de sauce aux pommes non sucrée, très froide
1 tasse (150 g) d'amandes écalées, non mondées
1/2 tasse (145 g) de graines de tournesol écalées
1/4 tasse (32 g) de protéines de petit-lait en poudre
1/2 cuillerée à thé (1 g) de gingembre moulu
1/4 cuillerée à thé (1,2 ml) d'extrait d'amande pur
1 tasse (175 g) de dattes séchées, dénoyautées, fermement tassées
4 cubes de thé vert surgelés
Une pincée de cannelle moulue ou un bâton de cannelle, pour garnir
    (facultatif)

▓ Combinez la sauce aux pommes, les amandes, les graines de tournesol, les protéines de petit-lait en poudre, le gingembre, l'extrait d'amandes et les dattes dans un mélangeur ou un mélangeur à smoothie. Mélangez à haute vitesse 45 secondes ou jusqu'à obtention d'une purée lisse. Ajoutez les glaçons de thé et mélangez encore à haute vitesse jusqu'à consistance lisse. Servez aussitôt, garni d'une pincée ou d'un bâton de cannelle, si désiré.

▓ **DONNE** 4 portions de 1 tasse (235 ml).

▓ **ANALYSE NUTRITIONNELLE** Chaque portion d'une tasse fournit 462 calories ; 22 g de gras total ; 2 g de gras saturés ; 17 g de protéines ; 58 g de glucides ; 10,5 g de fibres alimentaires ; 19 mg de cholestérol.

▓ **LE BON TRUC** Laisser la peau sur les amandes ne permet pas seulement de gagner du temps, mais aussi d'en retirer des avantages pour la santé. Selon le *Journal of Nutrition*, les flavonoïdes contenus dans la peau s'allient à la vitamine E contenue dans la chair des noix pour asséner une riposte antioxydante plus musclée.

NUTRIMENTS DYNAMIQUES / POURCENTAGE DE L'APPORT NUTRITIONNEL RECOMMANDÉ*

Vitamine A	35,8 IU (3 %)
Vitamine B$_6$	0,3 mg (14 %)
Vitamine C	17,1 mg (28 %)
Vitamine E	9,0 mg (45 %)
Magnésium	118,6 mg (30 %)
Manganèse	1,3 mg (64 %)
Sélénium	14,8 mcg (21 %)
Zinc	1,9 mg (13 %)

*Le pourcentage de l'apport nutritionnel recommandé est basé sur un régime alimentaire de 2000 calories. Votre valeur quotidienne peut être plus haute ou plus basse, selon vos besoins caloriques.

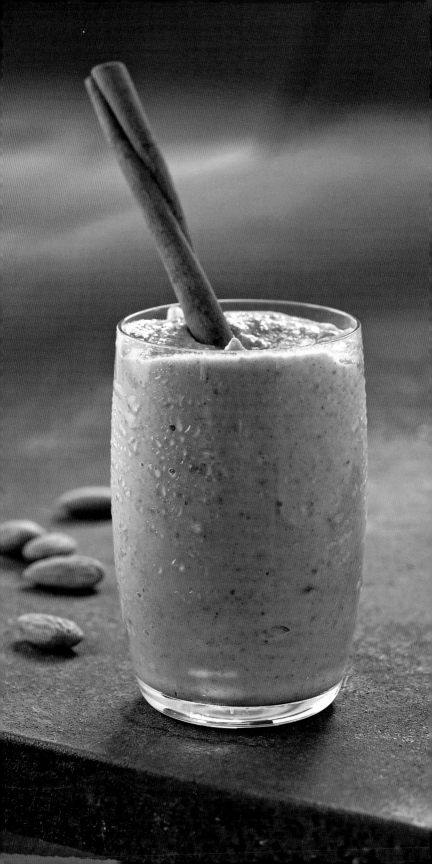

CŒUR VAILLANT

SMOOTHIE AUX POMMES, AUX NOIX DE GRENOBLE ET AUX RAISINS SECS

Ce smoothie, rempli d'oméga-3 bons pour le cœur, a toute la saveur traditionnelle d'une tarte aux pommes – incluant les épices. Les raisins contiennent du bore, un oligo-élément qui prévient l'ostéoporose, spécialement chez les femmes en post-ménopause. Les pommes sont riches en flavonoïdes aux pouvoirs antioxydants élevés.

1 tasse (150 g) de noix de Grenoble écalées
1 contenant (4 onces ou 112 g) de yogourt à la vanille à faible teneur en gras
1 tasse (245 g) de sauce aux pommes non sucrée, très froide
2 pommes sucrées (McIntosh ou Délicieuse rouge), le cœur enlevé et
    coupées en dés
3/4 tasse (110 g) de raisins secs
1/4 tasse (32 g) de protéines de petit-lait en poudre
2 cuillerées à soupe (30 ml) d'huile de lin
1/2 cuillerée à thé (1,2 g) d'épices à tarte aux pommes
1 tasse (140 g) de yogourt à la vanille surgelé
2 cuillerées à soupe de noix de Grenoble hachées, pour garnir (facultatif)

▨ Préchauffez le four à 350 °F (180 °C). Mettez les noix de Grenoble sur une plaque à cuisson et cuisez cinq à sept minutes ou jusqu'à ce qu'elles soient légèrement dorées. Sortez les noix du four et laissez refroidir complètement.

▨ Combinez les noix de Grenoble, le yogourt, la sauce aux pommes, les pommes, les raisins secs, les protéines de petit-lait en poudre, l'huile de lin et les épices à tarte aux pommes dans un mélangeur ou un mélangeur à smoothie. Mélangez à haute vitesse 45 secondes ou jusqu'à obtention d'une purée lisse. Ajoutez le yogourt surgelé et mélangez encore à haute vitesse jusqu'à consistance lisse. Servez immédiatement, garni de noix de Grenoble hachées, si désiré.

▨ **DONNE** 4 portions de 1 tasse (235 ml).

▨ **ANALYSE NUTRITIONNELLE** Chaque portion d'une tasse fournit 440 calories ; 21 g de gras total ; 2 g de gras saturés ; 15 g de protéines ; 55 g de glucides ; 4 g de fibres alimentaires ; 25 mg de cholestérol.

▨ **LE BON TRUC** Si les pommes que vous utilisez sont aigres, comme la Granny Smith, ajoutez entre 1 et 2 cuillerées à soupe de miel ou de sirop d'érable pur pour compenser.

NUTRIMENTS DYNAMIQUES / POURCENTAGE DE L'APPORT NUTRITIONNEL RECOMMANDÉ*

Vitamine A	152,7 IU (3 %)
Vitamine B6	0,3 mg (14 %)
Vitamine C	10,6 mg (18 %)
Vitamine E	2,5 mg (13 %)
Magnésium	69,5 mg (17 %)
Manganèse	1,0 mg (49 %)
Sélénium	5,2 mcg (7 %)
Zinc	1,2 mg (8 %)

*Le pourcentage de l'apport nutritionnel recommandé est basé sur un régime alimentaire de 2000 calories. Votre valeur quotidienne peut être plus haute ou plus basse, selon vos besoins caloriques.

SMOOTHIE À LA MANGUE, AUX NOIX DE MACADAM ET À LA NOIX DE COCO

Les noix de macadam hawaïennes, avec leur riche saveur sucrée, sont maintenant faciles à trouver et ce délice des tropiques est une bonne source de fer. Quand on les combine aux mangues, riches en vitamine C et en bêta-carotène, ce smoothie dynamise votre système immunitaire et a un goût de vacances au soleil.

1 contenant (4 onces ou 112 g) de yogourt aux pêches à faible teneur en gras
1/2 tasse (120 ml) de nectar de mangue
1/2 tasse (120 ml) de lait de coco léger
3/4 tasse (110 g) de noix de macadam rôties
1/2 tasse (40 g) de noix de coco séchée, râpée, non sucrée
    et légèrement tassée
1/4 tasse (32 g) de protéines de petit-lait en poudre
2 cuillerées à soupe (30 g) de pollen d'abeille
2 tasses (350 g) de mangues en dés, surgelés
4 quartiers de mangue, pour garnir (facultatif)

■ Combinez le yogourt, le nectar de mangue, le lait de coco, les noix de macadam, la noix de coco, les protéines de petit-lait en poudre et le pollen d'abeille dans un mélangeur ou un mélangeur à smoothie. Mélangez à haute vitesse 45 secondes ou jusqu'à obtention d'une purée lisse. Ajoutez les mangues et mélangez de nouveau à haute vitesse jusqu'à consistance lisse. Servez aussitôt, garni de quartiers de mangue, si désiré.

■ **DONNE** 4 portions de 1 tasse (235 ml).

■ **ANALYSE NUTRITIONNELLE** Chaque portion d'une tasse fournit 419 calories ; 30 g de gras total ; 11,5 g de gras saturés ; 13 g de protéines ; 31 g de glucides ; 6 g de fibres alimentaires ; 19 mg de cholestérol.

■ **LE BON TRUC** Si vous avez de la difficulté à trouver du nectar de fruits (mangue ou papaye) dans le rayon des jus de votre supermarché, essayez l'allée où se trouvent les produits mexicains ou latinos. Ces boissons sont très populaires en Amérique latine et vous pourriez avoir la chance d'en trouver.

NUTRIMENTS DYNAMIQUES / POURCENTAGE DE L'APPORT NUTRITIONNEL RECOMMANDÉ*

Vitamine A	3243,5 IU (65 %)
Vitamine B6	0,2 mg (12 %)
Vitamine C	31,9 mg (53 %)
Vitamine E	2,5 mg (13 %)
Magnésium	65,0 mg (16 %)
Manganèse	0,4 mg (22 %)
Sélénium	4,2 mcg (6 %)
Zinc	1,2 mg (8 %)

Le pourcentage de l'apport nutritionnel recommandé est basé sur un régime alimentaire de 2000 calories. Votre valeur quotidienne peut être plus haute ou plus basse, selon vos besoins caloriques.

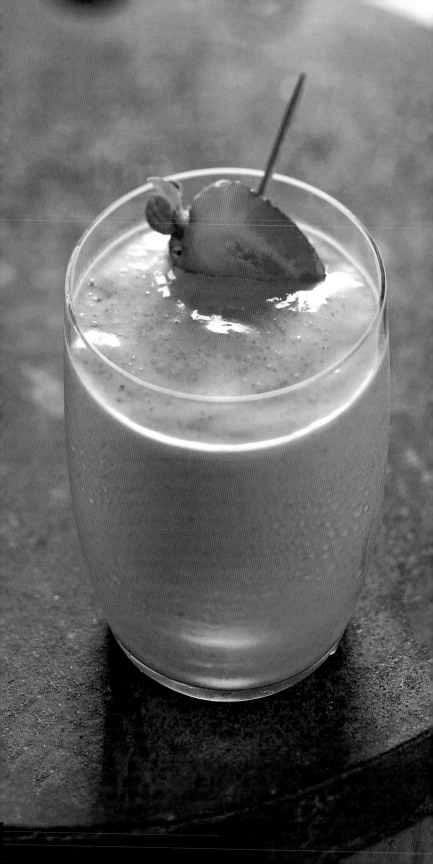

MANGANÈSE ET VITAMINE E
SMOOTHIE AUX FRAISES ET AUX AMANDES

Il n'est pas vrai que tous les gras soient mauvais dans votre alimentation ; les mono-insaturés trouvés dans les noix, comme les amandes, présentent un risque moindre de maladie cardiaque. Les amandes sont de fantastiques sources de deux minéraux − le manganèse et le magnésium −, tandis que les fraises − riches en vitamine E et en vitamine C − ajoutent leur couleur et leur douceur à ce smoothie.

1 contenant (8 onces ou 225 g) de yogourt aux fraises à faible teneur en gras
1/2 tasse (120 ml) de tofu soyeux (doux)
1/4 tasse (80 g) de confiture de fraises 100 % fruits
1 tasse (150 g) d'amandes écalées, non mondées
1/4 tasse (32 g) de protéines de petit-lait en poudre
2 cuillerées à soupe (30 ml) d'huile de lin
1 1/2 tasse (220 g) de fraises surgelées
4 fraises en éventail, pour garnir (facultatif)

■ Combinez le yogourt, le tofu, la confiture de fraises, les amandes, les protéines de petit-lait en poudre et l'huile de lin dans un mélangeur ou un mélangeur à smoothie. Mélangez à haute vitesse 45 secondes ou jusqu'à obtention d'une purée et lisse. Ajoutez les fraises et mélangez encore à haute vitesse jusqu'à consistance lisse. Servez immédiatement, garni de fraises en éventail, si désiré.

■ **DONNE** 4 portions de 1 tasse (235 ml).

■ **ANALYSE NUTRITIONNELLE** Chaque portion d'une tasse fournit 461 calories ; 27 g de gras total ; 2,5 g de gras saturés ; 17 g de protéines ; 40,5 g de glucides ; 5,5 g de fibres alimentaires ; 20 mg de cholestérol.

■ **LE BON TRUC** Si vous aimez le goût du fromage à la crème, mais moins son taux élevé de gras, vous pouvez donner au yogourt une texture plus ferme qui ressemble au fromage à la crème ramolli, sans autant de gras. Pour ce faire, mettez un yogourt nature dans une passoire doublée d'un filtre à café ou d'une double épaisseur de coton à fromage, et laissez-le égoutter dans un bol à mélanger au réfrigérateur pendant au moins huit heures.

NUTRIMENTS DYNAMIQUES / POURCENTAGE DE L'APPORT NUTRITIONNEL RECOMMANDÉ*

Vitamine A	55,6 IU (1 %)
Vitamine B6	0,1 mg (4 %)
Vitamine C	35,4 mg (59 %)
Vitamine E	11,5 mg (58 %)
Magnésium	151,4 mg (38 %)
Manganèse	1,2 mg (62 %)
Sélénium	4,1 mcg (6 %)
Zinc	2,0 mg (13 %)

Le pourcentage de l'apport nutritionnel recommandé est basé sur un régime alimentaire de 2000 calories. Votre valeur quotidienne peut être plus haute ou plus basse, selon vos besoins caloriques.

FANTAISIE MINÉRALE
SMOOTHIE AUX CAROTTES, À L'ANANAS ET AUX NOIX DU BRÉSIL

L'ananas juteux est une importante source de manganèse et les noix du Brésil au goût de beurre sont extrêmement riches en sélénium. Donc, quand vous les associez à la saveur sucrée de la carotte, vous obtenez une flopée de minéraux dans un smoothie au goût de gâteau aux carottes.

1 tasse (150 g) de noix du Brésil hachées
3/4 tasse (175 ml) de jus de carotte très froid
1 carotte moyenne brossée et coupée en tranches de 1/2 pouce (1 cm)
1/3 tasse (80 ml) de tofu soyeux (doux)
1/4 tasse (32 g) de protéines de petit-lait en poudre
2 cuillerées à soupe (30 ml) d'huile de lin
3/4 cuillerée à thé (1,5 g) de cannelle moulue
1 1/2 tasse (250 g) d'ananas en cubes, surgelés
1/2 tasse (70 g) de yogourt à la vanille surgelé
4 quartiers d'ananas, pour garnir (facultatif)

■ Préchauffez le four à 350 °F (180 °C). Mettez les noix du Brésil sur une plaque à cuisson et cuisez cinq à sept minutes ou jusqu'à ce qu'elles soient légèrement dorées. Sortez les noix du four et laissez refroidir complètement.

■ Combinez les noix du Brésil, le jus de carotte, la carotte, le tofu, les protéines de petit-lait en poudre, l'huile de lin et la cannelle dans un mélangeur ou un mélangeur à smoothie. Mélangez à haute vitesse 45 secondes ou jusqu'à obtention d'une purée lisse. Ajoutez l'ananas et le yogourt surgelé et mélangez encore à haute vitesse jusqu'à consistance lisse. Servez aussitôt, garni de quartiers d'ananas, si désiré.

■ **DONNE** 4 portions de 1 tasse (235 ml).

■ **ANALYSE NUTRITIONNELLE** Chaque portion d'une tasse fournit 350 calories ; 17 g de gras total ; 4 g de gras saturés ; 15 g de protéines ; 36 g de glucides ; 4 g de fibres alimentaires ; 36 mg de cholestérol.

■ **LE BON TRUC** Alors que nous considérons les épices et les herbes comme des sources de saveur, gardez en mémoire qu'elles sont aussi des sources de nutriments. Dans ce cas-ci, la cannelle ajoute une bonne dose de manganèse au profil nutritionnel du smoothie.

NUTRIMENTS DYNAMIQUES / POURCENTAGE DE L'APPORT NUTRITIONNEL RECOMMANDÉ*

Vitamine A	6696,9 IU (134 %)
Vitamine B$_6$	0,2 mg (12 %)
Vitamine C	12,9 mg (21 %)
Vitamine E	5,4 mg (27 %)
Magnésium	113,1 mg (28 %)
Manganèse	1,1 mg (56 %)
Sélénium	380,3 mcg (543 %)
Zinc	1,9 mg (13 %)

Le pourcentage de l'apport nutritionnel recommandé est basé sur un régime alimentaire de 2000 calories. Votre valeur quotidienne peut être plus haute ou plus basse, selon vos besoins caloriques.

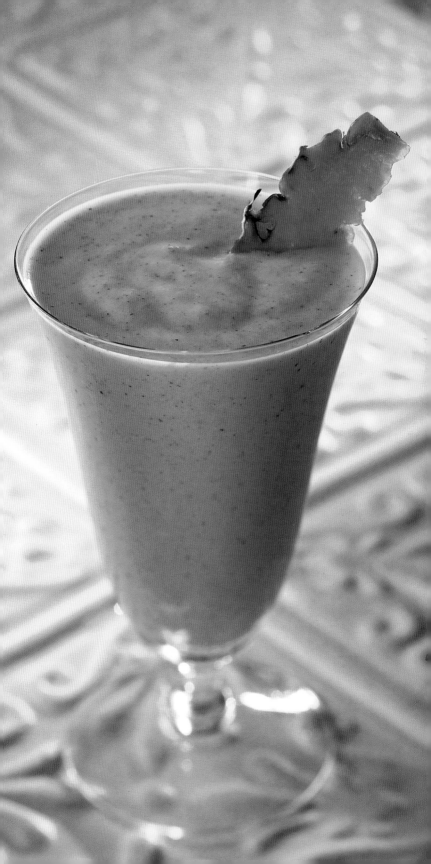

SMOOTHIE AUX AMANDES ET À LA POIRE

Les poires sont une bonne source de fibres alimentaires autant que de cuivre, un minéral qui aide à protéger l'organisme contre les dommages des radicaux libres. Dans ce smoothie, leur subtile saveur de beurre se mêle merveilleusement à celle des amandes riches en vitamine E.

1 tasse (235 ml) de nectar de poire
1/2 tasse (120 ml) de tofu soyeux (doux)
1 tasse (150 g) d'amandes écalées, non mondées
1/2 tasse (85 g) de poires séchées, en dés
1/4 tasse (32 g) de protéines de petit-lait en poudre
2 cuillerées à soupe (30 g) de pollen d'abeille
2 cuillerées à soupe (16 g) de gingembre confit
3 poires mûres, le cœur enlevé, en dés, surgelées
1/2 tasse (70 g) de yogourt à la vanille surgelé
2 cuillerées à soupe de gingembre confit finement haché, pour garnir
    (facultatif)

■ Combinez le nectar de poire, le tofu, les amandes, les poires séchées, les protéines de petit-lait en poudre, le pollen d'abeille et le gingembre confit dans un mélangeur ou un mélangeur à smoothie. Mélangez à haute vitesse 45 secondes ou jusqu'à obtention d'une purée lisse. Ajoutez les poires et le yogourt surgelé et mélangez encore à haute vitesse jusqu'à consistance lisse. Servez aussitôt, garni de gingembre confit haché, si désiré.

■ **Donne** 4 portions de 1 tasse (235 ml).

■ **Analyse nutritionnelle** Chaque portion d'une tasse fournit 454 calories ; 16 g de gras total ; 2 g de gras saturés ; 17 g de protéines ; 65,5 g de glucides ; 10 g de fibres alimentaires ; 34 mg de cholestérol.

■ **Le bon truc** Les poires sont considérées comme des fruits doux qui peuvent être tolérés par les gens ayant des problèmes à digérer plusieurs fruits à cause de leur acidité inhérente. Elles peuvent être mangées crues ou, mieux encore, délicatement pochées ou cuites au four.

Nutriments dynamiques / pourcentage de l'apport nutritionnel recommandé*

Vitamine A	94,0 IU (2 %)
Vitamine B6	0,1 mg (6 %)
Vitamine C	11,4 mg (19 %)
Vitamine E	2,1 mg (11 %)
Magnésium	105,4 mg (26 %)
Manganèse	0,8 mg (42 %)
Sélénium	0,9 mcg (1 %)
Zinc	1,7 mg (11 %)

Le pourcentage de l'apport nutritionnel recommandé est basé sur un régime alimentaire de 2000 calories. Votre valeur quotidienne peut être plus haute ou plus basse, selon vos besoins caloriques.

EXPERT ÈS MITOCHONDRIES
SMOOTHIE AUX AMANDES ET AUX FRAMBOISES

Le manganèse est un minéral essentiel pour garder votre système immunitaire en pleine forme et capable de combattre l'infection, car il est la principale enzyme antioxydante des mitochondries, les productrices d'énergie cellulaire. Les framboises autant que les amandes sont de bonnes sources de cet oligo-élément et leurs saveurs se mêlent délicieusement dans ce smoothie.

1 contenant (8 onces ou 225 g) de yogourt aux framboises sans gras
1/2 tasse (120 ml) de tofu soyeux (doux)
1/4 tasse (80 g) de confiture de framboises 100 % fruits
1 tasse (150 g) d'amandes écalées, non mondées
1/2 tasse (145 g) de graines de tournesol écalées
1/4 tasse (32 g) de protéines de petit-lait en poudre
2 cuillerées à soupe (30 ml) d'huile de lin
1/4 cuillerée à thé (1,2 ml) d'extrait d'amande pur
1 1/2 tasse (190 g) de framboises surgelées
12 framboises en brochette sur quatre cure-dents, pour garnir (facultatif)

▦ Combinez le yogourt, le tofu, la confiture de framboises, les amandes, les graines de tournesol, les protéines de petit-lait en poudre, l'huile de lin et l'extrait d'amande dans un mélangeur ou un mélangeur à smoothie. Mélangez à haute vitesse 45 secondes ou jusqu'à obtention d'une purée lisse. Ajoutez les framboises et mélangez encore à haute vitesse jusqu'à consistance lisse. Servez aussitôt, garni de framboises, si désiré.

▦ **DONNE** 4 portions de 1 tasse (235 ml).

▦ **ANALYSE NUTRITIONNELLE** Chaque portion d'une tasse fournit 469 calories ; 30 g de gras total ; 3 g de gras saturés ; 18 g de protéines ; 36 g de glucides ; 8 g de fibres alimentaires ; 20 mg de cholestérol.

▦ **LE BON TRUC** Les amandes, particulièrement quand elles sont encore dans leur peau, sont une des noix qui, rôties, perdent de leur richesse ; voilà pourquoi cette étape n'apparaît pas dans la plupart des recettes qui les incluent. Toutefois, si vous craignez que vos amandes soient vieilles, ce serait une bonne idée de les rôtir dans un four à 350 °F (180 °C), cinq à sept minutes, pour qu'elles libèrent leur saveur.

NUTRIMENTS DYNAMIQUES / POURCENTAGE DE L'APPORT NUTRITIONNEL RECOMMANDÉ*

Vitamine A	108,5 IU (2 %)
Vitamine B6	0,2 mg (11 %)
Vitamine C	14,9 mg (25 %)
Vitamine E	10,3 mg (52 %)
Magnésium	129,4 mg (32 %)
Manganèse	1,4 mg (69 %)
Sélénium	16,2 mcg (23 %)
Zinc	2,5 mg (17 %)

*Le pourcentage de l'apport nutritionnel recommandé est basé sur un régime alimentaire de 2000 calories. Votre valeur quotidienne peut être plus haute ou plus basse, selon vos besoins caloriques.

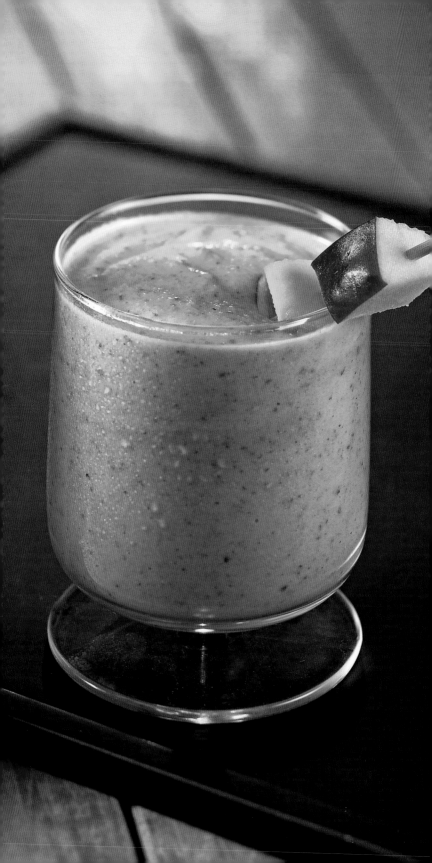

FIBRES FANTASTIQUES
SMOOTHIE À L'ÉRABLE, AUX DATTES ET AUX NOIX

Le sirop d'érable, comme le miel, ajoute des nutriments autant que de la douceur aux smoothies. Cette sève épaissie des érables contient du manganèse et du zinc, deux éléments nécessaires à un système immunitaire en santé. Les noix du Brésil et les dattes sont d'incroyables sources de fibres alimentaires et leur richesse se marie bien à la subtile saveur des pommes dans ce smoothie.

1 tasse (235 ml) de lait de soya nature
1/4 tasse (60 ml) de sirop d'érable pur
1 tasse (175 g) de dattes séchées, en dés et bien tassées
3/4 tasse (115 g) de noix du Brésil hachées
1 pomme à manger sucrée (comme la McIntosh ou la Délicieuse rouge), le cœur enlevé et en dés
1/4 tasse (32 g) de protéines de petit-lait en poudre
2 cuillerées à soupe (30 ml) d'huile de lin
4 cubes de thé vert surgelés
1/2 tasse (70 g) de yogourt à la vanille surgelé
4 tranches de pomme, pour garnir (facultatif)

■ Combinez le lait de soya, le sirop d'érable, les dattes, les noix du Brésil, la pomme, les protéines de petit-lait en poudre et l'huile de lin dans un mélangeur ou un mélangeur à smoothie. Mélangez à haute vitesse 45 secondes ou jusqu'à obtention d'une purée lisse. Ajoutez les cubes de thé et le yogourt surgelé et mélangez encore à haute vitesse jusqu'à consistance lisse. Servez aussitôt, garni de tranches de pomme, si désiré.

■ **DONNE** 4 portions de 1 tasse (235 ml).

■ **ANALYSE NUTRITIONNELLE** Chaque portion d'une tasse fournit 472 calories ; 16 g de gras total ; 3 g de gras saturés ; 14 g de protéines ; 73 g de glucides ; 6,5 g de fibres alimentaires ; 21 mg de cholestérol.

■ **LE BON TRUC** Il est devenu beaucoup plus facile de trouver du sirop d'érable pur au supermarché. Assurez-vous de lire « pur » sur l'étiquette et non « sirop de table », qui n'est rien d'autre que du sirop de maïs auquel on a ajouté de l'essence d'érable artificielle.

NUTRIMENTS DYNAMIQUES / POURCENTAGE DE L'APPORT NUTRITIONNEL RECOMMANDÉ*

Vitamine A	206,5 IU (4 %)
Vitamine B$_6$	0,2 mg (9 %)
Vitamine C	2,0 mg (3 %)
Vitamine E	3,6 mg (18 %)
Magnésium	98,0 mg (25 %)
Manganèse	0,8 mg (40 %)
Sélénium	504,3 mcg (720 %)
Zinc	2,4 mg (16 %)

*Le pourcentage de l'apport nutritionnel recommandé est basé sur un régime alimentaire de 2000 calories. Votre valeur quotidienne peut être plus haute ou plus basse, selon vos besoins caloriques.

MIEL GUÉRISSEUR
SMOOTHIE AUX ARACHIDES ET À LA BANANE

En plus de sucrer ce smoothie, le miel joue le rôle de dynamiseur du système immunitaire ; il est une des rares sources de pinocembrine, un antioxydant. Le miel est aussi un agent guérisseur – durant la Première Guerre mondiale, il était mêlé à l'huile de foie de morue et utilisé pour panser les blessures sur le champ de bataille. Il ajoute une délicieuse saveur délicate à ce smoothie croustillant.

1 tasse (235 ml) de lait de soya nature
½ tasse (120 ml) de tofu soyeux (doux)
¼ tasse (85 g) de miel
1 tasse (145 g) d'arachides écalées
⅓ tasse (60 g) de graines de tournesol écalées
¼ tasse (32 g) de protéines de petit-lait en poudre
½ cuillerée à thé (1,2 g) de cannelle moulue
½ cuillerée à thé (2,5 ml) d'extrait de vanille pur
2 tasses (300 g) de bananes tranchées, surgelées
Une pincée de cannelle, pour garnir (facultatif)

■ Combinez le lait de soya, le tofu, le miel, les arachides, les graines de tournesol, les protéines de petit-lait en poudre, la cannelle et l'extrait de vanille dans un mélangeur ou un mélangeur à smoothie. Mélangez à haute vitesse 45 secondes ou jusqu'à obtention d'une purée lisse. Ajoutez les tranches de banane et mélangez encore à haute vitesse jusqu'à consistance lisse. Servez aussitôt, garni d'une pincée de cannelle, si désiré.

■ **DONNE** 4 portions de 1 tasse (235 ml).

■ **ANALYSE NUTRITIONNELLE** Chaque portion d'une tasse fournit 428 calories ; 24 g de gras total ; 3,5 g de gras saturés ; 21 g de protéines ; 40 g de glucides ; 6 g de fibres alimentaires ; 18 mg de cholestérol.

■ **LE BON TRUC** Si votre miel a cristallisé et qu'il est quasi impossible de le sortir du pot à la cuillerée, mettez le pot dans une casserole d'eau bouillante environ 10 minutes et il redeviendra liquide. Ne mettez pas le pot dans le four à micro-ondes, cela pourrait trop chauffer le miel.

NUTRIMENTS DYNAMIQUES / POURCENTAGE DE L'APPORT NUTRITIONNEL RECOMMANDÉ*

Vitamine A	234,5 IU (5 %)
Vitamine B6	0,8 mg (42 %)
Vitamine C	10,6 mg (18 %)
Vitamine E	7,0 mg (35 %)
Magnésium	126,6 mg (32 %)
Manganèse	1,2 mg (59 %)
Sélénium	11,8 mcg (17 %)
Zinc	3,2 mg (21 %)

Le pourcentage de l'apport nutritionnel recommandé est basé sur un régime alimentaire de 2000 calories. Votre valeur quotidienne peut être plus haute ou plus basse, selon vos besoins caloriques.

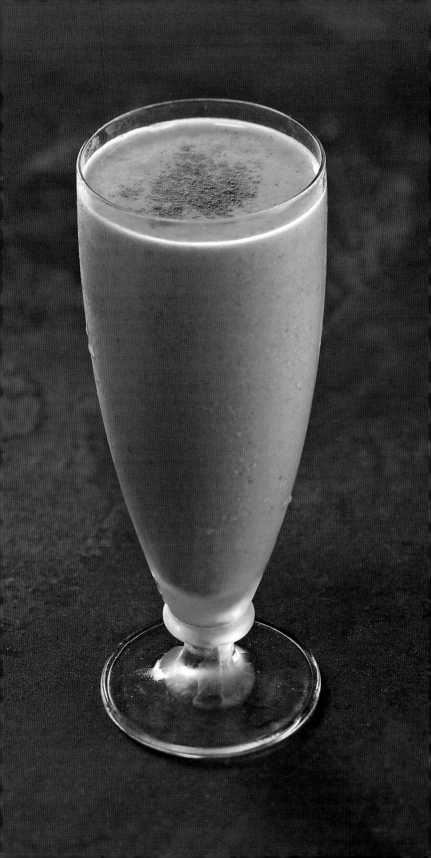

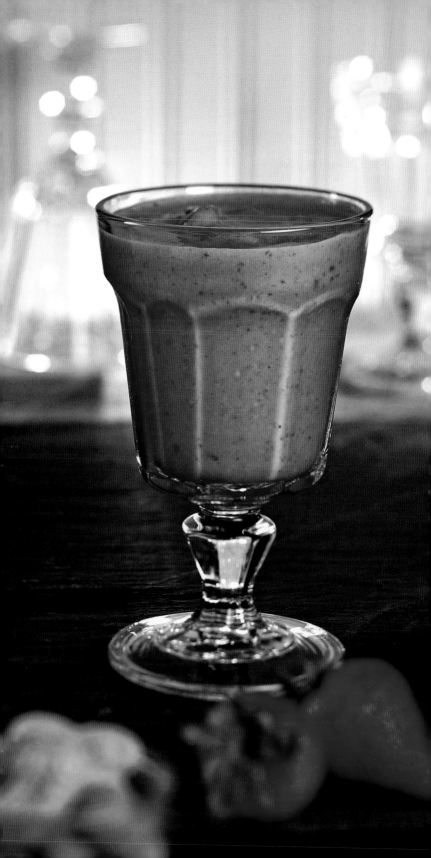

PUISSANTES PROTÉINES

SMOOTHIE AUX FRAISES ET AUX ARACHIDES

Contrairement à leur nom, les arachides sont en fait un membre de la famille des légumineuses ; elles sont botaniquement reliées aux lentilles et aux haricots. Elles sont une fantastique source de protéines et contiennent un taux élevé de manganèse et d'acide folique. Mêlées aux fraises riches en vitamine C, elles constituent un excellent smoothie stimulant pour le système immunitaire.

1 contenant (8 onces ou 225 g) de yogourt aux fraises à faible teneur en gras
1 tasse (235 ml) de lait de soya nature
1 tasse (145 g) d'arachides écalées
1/4 tasse (32 g) de protéines de petit-lait en poudre
1/4 tasse (80 g) de confiture de fraises 100 % fruits
1 1/2 tasse (220 g) de fraises surgelées
4 fraises en éventail, pour garnir (facultatif)

n Combinez le yogourt, le lait de soya, les arachides, les protéines de petit-lait en poudre et la confiture de fraises dans un mélangeur ou un mélangeur à smoothie. Mélangez à haute vitesse 45 secondes ou jusqu'à obtention d'une purée lisse. Ajoutez les fraises et mélangez encore à haute vitesse jusqu'à consistance lisse. Servez immédiatement, garni de fraises en éventail, si désiré.

n **DONNE** 4 portions de 1 tasse (235 ml).

n **ANALYSE NUTRITIONNELLE** Chaque portion d'une tasse fournit 388 calories ; 17 g de gras total ; 3 g de gras saturés ; 20 g de protéines ; 39 g de glucides ; 4 g de fibres alimentaires ; 20 mg de cholestérol.

n **LE BON TRUC** Si vous vous demandez comment choisir les meilleures arachides en écale, prenez-en une et secouez-la, en cherchant deux signes de qualité. D'abord, elle devrait être lourde pour sa grosseur. Ensuite, elle ne devrait pas faire de bruit ; le bruit signifie que l'intérieur a séché. De plus, les écales ne devraient pas être fendillées, tachées de noir ou abîmées par les insectes.

NUTRIMENTS DYNAMIQUES / POURCENTAGE DE L'APPORT NUTRITIONNEL RECOMMANDÉ*

Vitamine A	178,3 IU (4 %)
Vitamine B_6	0,1 mg (7 %)
Vitamine C	36,7 mg (61 %)
Vitamine E	2,9 mg (15 %)
Magnésium	98,3 mg (25 %)
Manganèse	1,0 mg (49 %)
Sélénium	1,0 mcg (1 %)
Zinc	3,0 mg (20 %)

*Le pourcentage de l'apport nutritionnel recommandé est basé sur un régime alimentaire de 2000 calories. Votre valeur quotidienne peut être plus haute ou plus basse, selon vos besoins caloriques.

SMOOTHIE AUX PETITS FRUITS

La couleur vive est signe que les aliments sont riches en phytonutriments antioxydants et tous les petits fruits avec leur saveur aigre-douce se qualifient. Les petits fruits sont aussi de bonnes sources de fibres alimentaires, nécessaires à la régulation du transit intestinal. Dans ce smoothie, le tout est vraiment meilleur que la somme des parties en petits fruits, comme vous le constaterez lorsque vous dégusterez la saveur complexe de cette boisson.

1 contenant (8 onces ou 225 g) de yogourt aux fraises sans gras
1/2 tasse (120 ml) de jus de canneberge
1/2 tasse (120 ml) de tofu soyeux (doux)
1/2 tasse (75 g) de fraises
1/4 tasse (32 g) de protéines de petit-lait en poudre
2 cuillerées à soupe (30 g) de pollen d'abeille
1 tasse (145 g) de bleuets surgelés
1 tasse (145 g) de mûres surgelées
4 fraises en éventail, pour garnir (facultatif)

■ Combinez le yogourt, le jus de canneberge, les tofus, les fraises, les protéines de petit-lait en poudre et le pollen d'abeille dans un mélangeur ou un mélangeur à smoothie. Mélangez à haute vitesse 45 secondes ou jusqu'à obtention d'une purée lisse. Ajoutez les bleuets et les mûres et mélangez encore à haute vitesse jusqu'à consistance lisse. Servez aussitôt, garni de fraises en éventail, si désiré.

■ **DONNE** 4 portions de 1 tasse (235 ml).

■ **ANALYSE NUTRITIONNELLE** Chaque portion d'une tasse fournit 158 calories ; 2 g de gras total ; 1 g de gras saturés ; 13 g de protéines ; 24 g de glucides ; 4 g de fibres alimentaires ; 20 mg de cholestérol.

■ **LE BON TRUC** Les baies sont, de tous les fruits, les plus faciles à congeler. Rincez-les, tamponnez-les avec un papier essuie-tout pour les sécher et placez-les sur une tôle à pâtisserie sous une pellicule plastique. Ils devraient être gelés en moins d'une heure, après quoi ils peuvent être transférés dans un sac à congélation à fermeture résistant.

NUTRIMENTS DYNAMIQUES / POURCENTAGE DE L'APPORT NUTRITIONNEL RECOMMANDÉ*

Vitamine A	141,9 IU (3 %)
Vitamine B_6	0,1 mg (5 %)
Vitamine C	29,2 mg (49 %)
Vitamine E	1,3 mg (6 %)
Magnésium	40,7 mg (10 %)
Manganèse	0,5 mg (23 %)
Sélénium	2,0 mcg (3 %)
Zinc	1,3 mg (8 %)

Le pourcentage de l'apport nutritionnel recommandé est basé sur un régime alimentaire de 2000 calories. Votre valeur quotidienne peut être plus haute ou plus basse, selon vos besoins caloriques.

ENTIÈREMENT VITAMINE C
SMOOTHIE AUX BLEUETS ET AU CITRON

La vitamine C constitue la ligne de front de votre système immunitaire dans la lutte contre l'infection, et tous les fruits dans ce smoothie sont de bonnes sources de ce nutriment vital qui doit être mangé sur une base régulière parce qu'il ne peut être emmagasiné dans l'organisme. Les bleuets sont aussi connus comme le fruit offrant la meilleure activité antioxydante. Ce smoothie constitue donc une importante – et délicieuse – protection pour votre organisme.

1 contenant (8 onces ou 225 g) de yogourt au citron à faible teneur en gras
1/2 tasse (120 ml) de jus d'orange fraîchement pressé
1/4 tasse (80 g) de marmelade d'oranges 100 % fruits
1/4 tasse (32 g) de protéines de petit-lait en poudre
2 cuillerées à soupe (30 g) de pollen d'abeille
2 tasses (290 g) de bleuets
1 tasse (140 g) de sorbet au citron
4 tranches d'orange, pour garnir (facultatif)

■ Combinez le yogourt, le jus d'orange, la marmelade d'oranges, les protéines de petit-lait en poudre, le pollen d'abeille et les bleuets dans un mélangeur ou un mélangeur à smoothie. Mélangez à haute vitesse 45 secondes ou jusqu'à obtention d'une purée lisse. Ajoutez le sorbet au citron et mélangez encore à haute vitesse jusqu'à consistance lisse. Servez aussitôt, garni de tranches d'orange, si désiré.

■ **DONNE** 4 portions de 1 tasse (235 ml).

■ **ANALYSE NUTRITIONNELLE** Chaque portion d'une tasse fournit 256 calories ; 1 g de gras total ; 1 g de gras saturés ; 12 g de protéines ; 52,5 g de glucides ; 3,5 g de fibres alimentaires ; 20 mg de cholestérol.

■ **LE BON TRUC** La quantité de jus que vous pouvez extraire d'une orange dépend de la façon dont vous traitez l'orange avant de la couper en moitiés. Roulez-la fermement sur le comptoir pendant un moment ou mettez-la 30 secondes au four à micro-ondes à puissance maximale (100 %). Ces deux procédés brisent les fibres et le jus est plus facile à extraire.

NUTRIMENTS DYNAMIQUES / POURCENTAGE DE L'APPORT NUTRITIONNEL RECOMMANDÉ*

Vitamine A . . . . 290,2 IU (6 %)
Vitamine B$_6$ . . . . 0,1 mg (6 %)
Vitamine C . . . . 59,8 mg (100 %)
Vitamine E . . . . 1,8 mg (9 %)
Magnésium . . . . 31,6 mg (8 %)
Manganèse . . . . 0,3 mg (15 %)
Sélénium . . . . 2,2 mcg (3 %)
Zinc . . . . 1,0 mg (7 %)

Le pourcentage de l'apport nutritionnel recommandé est basé sur un régime alimentaire de 2000 calories. Votre valeur quotidienne peut être plus haute ou plus basse, selon vos besoins caloriques.

L'OR POURPRE
SMOOTHIE AUX BLEUETS ET AUX MÛRES

Les mûres sont un trésor de manganèse et de zinc, et quand vous ajoutez à ces nutriments le dynamisme des antioxydants contenus dans les bleuets, votre smoothie richement coloré et richement parfumé devient aussi bon pour votre santé qu'il est délicieux à boire !

1 contenant (8 onces ou 225 g) de yogourt aux bleuets à faible
     teneur en gras
1 tasse (235 ml) de jus de raisin rouge non sucré
2 cuillerées à soupe (30 g) de pollen d'abeille
1 cuillerée à soupe (15 ml) de jus de citron fraîchement pressé
1 tasse (145 g) de bleuets surgelés
1 tasse (145 g) de mûres surgelées
1/2 tasse (70 g) de yogourt à la vanille surgelé
12 mûres ou bleuets enfilés sur 4 brochettes de bambou, pour garnir
     (facultatif)

■ Combinez le yogourt, le jus de raisin, le pollen d'abeille et le jus de citron dans un mélangeur ou un mélangeur à smoothie. Mélangez à haute vitesse 45 secondes ou jusqu'à obtention d'une purée lisse. Ajoutez les bleuets, les mûres et le yogourt surgelé et mélangez encore à haute vitesse jusqu'à consistance lisse. Servez immédiatement, garni de brochettes de fruits, si désiré.

■ **DONNE** 4 portions de 1 tasse (235 ml).

■ **ANALYSE NUTRITIONNELLE** Chaque portion d'une tasse fournit 183 calories ; 2 g de gras total ; 1 g de gras saturés ; 6 g de protéines ; 38 g de glucides ; 4 g de fibres alimentaires ; 4 mg de cholestérol.

■ **LE BON TRUC** Plusieurs recettes de fruits incluent une cuillerée à soupe ou deux de jus de citron ou de lime. La saveur amère du jus ne sera pas perçue dans le mets, mais sa présence éveille les papilles gustatives et, de ce fait, accentue les douces saveurs des fruits.

NUTRIMENTS DYNAMIQUES / POURCENTAGE DE L'APPORT NUTRITIONNEL RECOMMANDÉ*

Vitamine A	80,1 IU (2 %)
Vitamine B$_6$	0,1 mg (7 %)
Vitamine C	8,4 mg (14 %)
Vitamine E	1,3 mg (6 %)
Magnésium	28,,6 mg (7 %)
Manganèse	0,5 mg (26 %)
Sélénium	0,5 mcg (1 %)
Zinc	0,9 mg (6 %)

Le pourcentage de l'apport nutritionnel recommandé est basé sur un régime alimentaire de 2000 calories. Votre valeur quotidienne peut être plus haute ou plus basse, selon vos besoins caloriques.

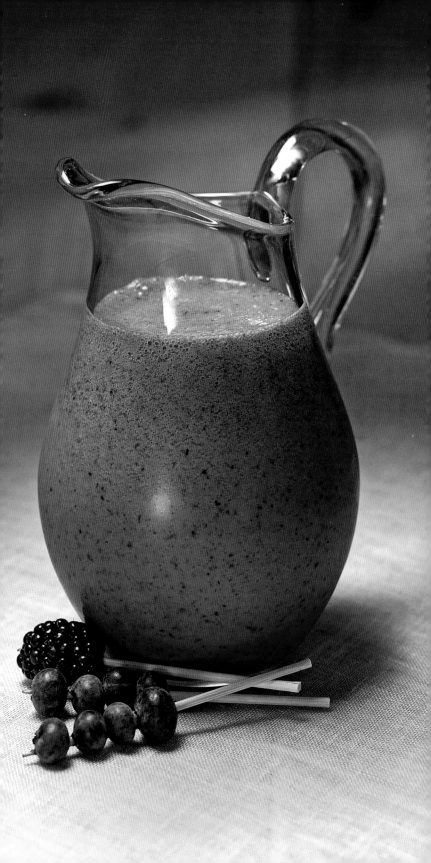

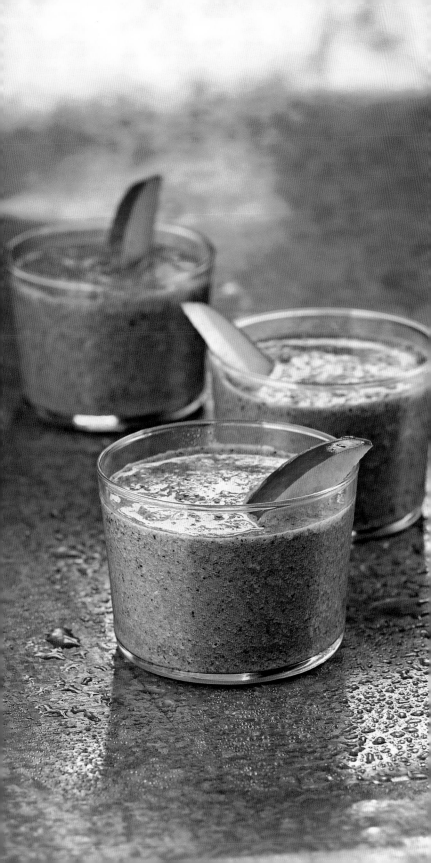

FIESTA DE FLAVONOÏDES
SMOOTHIE AUX POMMES ET AUX BLEUETS

Il existe une relation synergétique entre les flavonoïdes – les éléments chimiques qui donnent leur couleur aux aliments – et la vitamine C: les flavonoïdes donnent du pouvoir à la vitamine C pour combattre l'infection. Les pommes sucrées et les bleuets vifs sont tous les deux pleins de flavonoïdes et, en mélange, ils produisent une délicieuse saveur et une jolie couleur lavande qui font de ce smoothie un délice à l'aspect visuellement alléchant.

1 contenant (8 onces ou 225 g) de yogourt aux bleuets à
   faible teneur en gras
$1/2$ tasse (120 ml) de jus de pomme non filtré, très froid
1 pomme à croquer sucrée (comme la McIntosh ou la Délicieuse rouge),
   le cœur enlevé et en dés
$1/4$ tasse (32 g) de protéines de petit-lait en poudre
1 $1/2$ tasse (220 g) de bleuets surgelés
4 quartiers de pomme, pour garnir (facultatif)

■ Combinez le yogourt, le jus de pomme, la pomme et les protéines de petit-lait en poudre dans un mélangeur ou un mélangeur à smoothie. Mélangez à haute vitesse 45 secondes ou jusqu'à obtention d'une purée lisse. Ajoutez les bleuets et mélangez encore à haute vitesse jusqu'à consistance lisse. Servez immédiatement, garni d'un quartier de pomme, si désiré.

■ **DONNE** 4 portions de 1 tasse (235 ml).

■ **ANALYSE NUTRITIONNELLE** Chaque portion d'une tasse fournit 142 calories; 1 g de gras total; 1 g de gras saturés; 9 g de protéines; 25 g de glucides; 3 g de fibres alimentaires; 20 mg de cholestérol.

■ **LE BON TRUC** Ne pelez jamais les pommes quand vous préparez un smoothie et essayez d'éviter de les peler en général. Les pigments de la peau contiennent de la quercétine, un puissant flavonoïde.

NUTRIMENTS DYNAMIQUES / POURCENTAGE DE L'APPORT NUTRITIONNEL RECOMMANDÉ*

Vitamine A	81,6 IU (2 %)
Vitamine B$_6$	0,09 mg (4 %)
Vitamine C	4,1 mg (7 %)
Vitamine E	0,8 mg (4 %)
Magnésium	17,0 mg (4 %)
Manganèse	0,1 mg (7 %)
Sélénium	0,5 mcg (1 %)
Zinc	0,4 mg (2 %)

Le pourcentage de l'apport nutritionnel recommandé est basé sur un régime alimentaire de 2000 calories. Votre valeur quotidienne peut être plus haute ou plus basse, selon vos besoins caloriques.

DIVINEMENT DÉSINTOXIQUANT
SMOOTHIE AUX BLEUETS ET AU PAMPLEMOUSSE

En plus d'un taux élevé de vitamine C qui combat l'infection, le pamplemousse contient aussi des phytonutriments nommés limonoïdes qui aident à désintoxiquer l'organisme.

1 pamplemousse rouge ou rose
1 contenant (8 onces ou 225 g) de yogourt aux bleuets sans gras
1/2 tasse (120 ml) de tofu soyeux (doux)
1/2 tasse (120 ml) de jus de pamplemousse fraîchement pressé
1/4 tasse (32 g) de protéines de petit-lait en poudre
2 cuillerées à soupe (40 g) de miel
2 cuillerées à soupe (30 g) de pollen d'abeille
2 tasse (290 g) de bleuets surgelés
4 quartiers de pamplemousse, pour garnir (facultatif)

■ Pelez les pamplemousses, puis coupez la peau blanche. Coupez autour des côtés des quartiers afin d'enlever la peau blanche. Coupez en dés de 1/2 pouce (1 cm).

■ Combinez le pamplemousse, le yogourt, le tofu, le jus de pamplemousse, les protéines de petit-lait en poudre, le miel et le pollen d'abeille dans un mélangeur ou un mélangeur à smoothie. Mélangez à haute vitesse 45 secondes ou jusqu'à obtention d'une purée lisse. Ajoutez les bleuets et mélangez encore à haute vitesse jusqu'à consistance lisse. Servez aussitôt, garni d'un quartier de pamplemousse, si désiré.

■ **Donne** 4 portions de 1 tasse (235 ml).

■ **Analyse nutritionnelle** Chaque portion d'une tasse fournit 181 calories ; 1 g de gras total ; 0,5 g de gras saturés ; 12 g de protéines ; 34 g de glucides ; 3 g de fibres alimentaires ; 20 mg de cholestérol.

■ **Le bon truc** Une fois confites, les pelures d'agrumes sont un vrai délice. Pour les préparer, chauffez dans l'eau les morceaux de pelure 20 minutes à feu doux. Égouttez et répétez ce procédé encore deux fois (en utilisant de l'eau fraîche chaque fois). Dans une casserole, couvrez les pelures de miel et cuisez-les à feu doux 10 à 15 minutes ou jusqu'à ce qu'elles soient tendres. Retirez les pelures avec une cuillerée trouée et roulez chacune dans du sucre granulé (pour les empêcher de coller). Conservez à température de la pièce dans un contenant hermétiquement fermé.

Nutriments dynamiques / pourcentage de l'apport nutritionnel recommandé*

Vitamine A	275,3 IU (6 %)
Vitamine B6	0,1 mg (5 %)
Vitamine C	39,5 mg (66 %)
Vitamine E	0,9 mg (5 %)
Magnésium	35,3 mg (9 %)
Manganèse	0,3 mg (15 %)
Sélénium	2,8 mcg (4 %)
Zinc	0,8 mg (5 %)

*Le pourcentage de l'apport nutritionnel recommandé est basé sur un régime alimentaire de 2000 calories. Votre valeur quotidienne peut être plus haute ou plus basse, selon vos besoins caloriques.

EN LUTTE CONTRE LES RADICAUX LIBRES
SMOOTHIE ÉPICÉ AUX BLEUETS ET À LA MANGUE

Les mangues tropicales parfumées sont une excellente source de vitamine C et de bêtacarotène, et leur saveur douce est, dans ce smoothie, le faire-valoir parfait des bleuets un peu aigres. C'est un phytonutriment connu sous le nom d'anthocyanidine qui donne le pigment bleu-rouge des bleuets et qui neutralise les radicaux libres.

1 contenant (8 onces ou 225 g) de yogourt aux bleuets sans gras
1/2 tasse (120 ml) de nectar de mangue
1 tasse (145 g) de bleuets
1/2 tasse (145 g) de graines de tournesol écalées
1/3 tasse (85 g) de chutney à la mangue
1/4 tasse (32 g) de protéines de petit-lait en poudre
2 cuillerées à soupe (30 ml) d'huile de lin
1 1/2 tasse (210 g) de mangues en cubes, surgelés
4 quartiers de mangue, pour garnir (facultatif)

■ Combinez le yogourt, le nectar de mangue, les bleuets, les graines de tournesol, le chutney à la mangue, les protéines de petit-lait en poudre et l'huile de lin dans un mélangeur ou un mélangeur à smoothie. Mélangez à haute vitesse 45 secondes ou jusqu'à obtention d'une purée lisse. Ajoutez les cubes de mangue et mélangez encore à haute vitesse jusqu'à consistance lisse. Servez aussitôt, garni d'un quartier de mangue, si désiré.

■ **DONNE** 4 portions de 1 tasse (235 ml).

■ **ANALYSE NUTRITIONNELLE** Chaque portion d'une tasse fournit 327 calories ; 15 g de gras total ; 2 g de gras saturés ; 13 g de protéines ; 39 g de glucides ; 4 g de fibres alimentaires ; 20 mg de cholestérol.

■ **LE BON TRUC** Il est maintenant assez facile de trouver du chutney au supermarché à cause de l'intérêt pour la cuisine indienne. Toutefois, si vous n'en avez pas, voici une façon d'en reproduire la saveur : combinez 1/4 tasse (75 g) de confiture 100 % fruits avec 2 cuillerées à soupe (30 ml) de vinaigre de riz et quelques gouttes de sauce aux piments forts.

NUTRIMENTS DYNAMIQUES / POURCENTAGE DE L'APPORT NUTRITIONNEL RECOMMANDÉ*

Vitamine A	2629 IU (53 %)
Vitamine B$_6$	0,3 mg (14 %)
Vitamine C	30,1 mg (50 %)
Vitamine E	10,4 mg (52 %)
Magnésium	52,7 mg (13 %)
Manganèse	0,5 mg (26 %)
Sélénium	15,0 mcg (21 %)
Zinc	1,4 mg (10 %)

*Le pourcentage de l'apport nutritionnel recommandé est basé sur un régime alimentaire de 2000 calories. Votre valeur quotidienne peut être plus haute ou plus basse, selon vos besoins caloriques.

GONFLÉ À BLOC EN PROTÉINES
SMOOTHIE AUX BONS BLEUETS

Comme la plupart des produits laitiers, le fromage à la crème est une bonne source de vitamine A, de calcium et de protéines. Quand on l'associe aux bleuets, un antioxydant stellaire, le résultat est une boisson délicieuse qui goûte le gâteau au fromage.

1 contenant (8 onces ou 225 g) de yogourt aux bleuets
   à faible teneur en gras
1 paquet (3 onces ou 85 g) de fromage à la crème coupé
   en morceaux de 1/2 pouce (1 cm)
1/2 tasse (120 ml) de tofu soyeux (doux)
1/4 tasse (80 g) de confiture de bleuets 100 % fruits
1/4 tasse (42 g) de bleuets séchés
1/4 tasse (32 g) de protéines de petit-lait en poudre
2 1/2 tasses (365 g) de bleuets, surgelés
16 bleuets enfilés sur quatre brochettes de bambou,
   pour garnir (facultatif)

▣ Combinez le yogourt, le fromage à la crème, le tofu, la confiture de bleuets, les bleuets séchés et les protéines de petit-lait en poudre dans un mélangeur ou un mélangeur à smoothie. Mélangez à haute vitesse 45 secondes ou jusqu'à obtention d'une purée lisse. Ajoutez les bleuets et mélangez encore à haute vitesse jusqu'à consistance lisse. Servez aussitôt, garni de brochettes de bleuets, si désiré.

▣ **DONNE** 4 portions de 1 tasse (235 ml).

▣ **ANALYSE NUTRITIONNELLE** Chaque portion d'une tasse fournit 273 calories ; 9 g de gras total ; 5 g de gras saturés ; 11 g de protéines ; 38 g de glucides ; 4 g de fibres alimentaires ; 42 mg de cholestérol.

▣ **LE BON TRUC** Si un édulcorant est ajouté dans la confiture 100 % fruits, ce doit être un produit fruitier, tel le fructose, et non du sucre granulé raffiné. Cela explique pourquoi, dans les smoothies ou sur les rôties, ces confitures sont un meilleur choix pour la santé.

NUTRIMENTS DYNAMIQUES / POURCENTAGE DE L'APPORT NUTRITIONNEL RECOMMANDÉ*	
Vitamine A	408,0 IU (8 %)
Vitamine B$_6$	0,1 mg (6 %)
Vitamine C	3,5 mg (6 %)
Vitamine E	1,3 mg (6 %)
Magnésium	22,9 mg (6 %)
Manganèse	0,2 mg (11 %)
Sélénium	3,2 mcg (5 %)
Zinc	0,6 mg (4 %)

Le pourcentage de l'apport nutritionnel recommandé est basé sur un régime alimentaire de 2000 calories. Votre valeur quotidienne peut être plus haute ou plus basse, selon vos besoins caloriques.

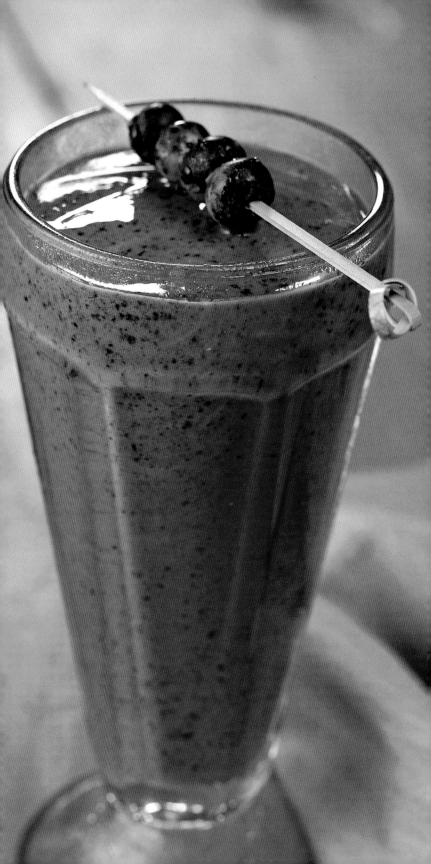

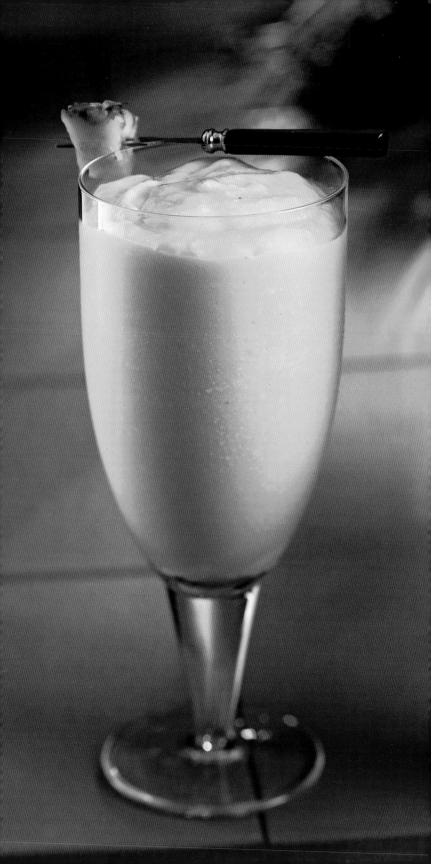

SUPER C
SMOOTHIE À LA MANGUE ET À L'ANANAS

Vous ne pouvez jamais trop prendre de la suprêmement importante vitamine C antioxydante. Cela dit, il est préférable d'en prendre à intervalles réguliers pendant la journée parce que votre organisme évacue ce dont il n'a pas besoin sur le moment, la rendant impossible à emmagasiner pour le futur. La mangue et l'ananas – ces deux délices tropicaux – fournissent une pleine charge de ce nutriment essentiel.

1 contenant (8 onces ou 225 g) de yogourt nature à faible teneur en gras
1/2 tasse (120 ml) de tofu soyeux (doux)
1 1/2 tasse (260 g) de mangues en dés
1/2 tasse (40 g) de noix de coco séchée, non sucrée, râpée
2 cuillerées à soupe (30 g) de pollen d'abeille
1/2 cuillerée à thé (2,5 ml) d'extrait de noix de coco pur
1 tasse (155 g) d'ananas en dés, surgelés
4 morceaux d'ananas ou de mangue, pour garnir (facultatif)

■ Combinez le yogourt, le tofu, la mangue, la noix de coco, le pollen d'abeille et l'extrait de noix de coco dans un mélangeur ou un mélangeur à smoothie. Mélangez à haute vitesse 45 secondes ou jusqu'à obtention d'une purée lisse. Ajoutez l'ananas et mélangez encore à haute vitesse jusqu'à consistance lisse. Servez immédiatement, garni de morceaux de fruits, si désiré.

■ **DONNE** 4 portions de 1 tasse (235 ml).

■ **ANALYSE NUTRITIONNELLE** Chaque portion d'une tasse fournit 183 calories ; 7 g de gras total ; 5 g de gras saturés ; 6 g de protéines ; 27 g de glucides ; 4 g de fibres alimentaires ; 1 mg de cholestérol.

■ **LE BON TRUC** Les mangues peuvent être difficiles à peler à cause de leur noyau elliptique non centré dans le fruit. La meilleure façon de trancher une mangue consiste à tenir le fruit sur le côté et à couper la chair des deux côtés du noyau. Puis on la retourne et on enlève la chair des bords.

NUTRIMENTS DYNAMIQUES / POURCENTAGE DE L'APPORT NUTRITIONNEL RECOMMANDÉ*

Vitamine A . . . . 2422,2 IU (48 %)
Vitamine B$_6$ . . . . 0,2 mg (11 %)
Vitamine C . . . . 27,5 mg (46 %)
Vitamine E . . . . 1,5 mg (7 %)
Magnésium . . . . 35,5 mg (9 %)
Manganèse . . . . 1,0 mg (48 %)
Sélénium . . . . 5,9 mcg (8 %)
Zinc . . . . 1,1 mg (8 %)

Le pourcentage de l'apport nutritionnel recommandé est basé sur un régime alimentaire de 2000 calories. Votre valeur quotidienne peut être plus haute ou plus basse, selon vos besoins caloriques.

EN EFFEUILLANT LA THIAMINE
SMOOTHIE À L'ANANAS ET À L'ORANGE

Quoique la thiamine, appelée aussi vitamine B$_1$, ne soit pas directement liée au système immunitaire, elle est sûrement importante pour maintenir une bonne réserve d'énergie dans votre organisme, et l'ananas comme l'orange en sont une bonne source. Avec le manganèse de l'ananas et la vitamine C des oranges, ce smoothie bon pour la santé vous gardera en excellente forme.

2 oranges navel
1/2 tasse (120 ml) de jus d'orange fraîchement pressé
1/2 tasse (120 ml) de tofu soyeux (doux)
1/4 tasse (32 g) de protéines de petit-lait en poudre
2 cuillerées à soupe (30 g) de pollen d'abeille
2 cuillerées à thé (5 g) de zeste d'orange râpé
2 tasses (310 g) d'ananas en dés, surgelés
4 quartiers d'orange ou d'ananas, pour garnir (facultatif)

■ Râpez 2 cuillerées à thé de zeste des oranges et mettez de côté. Pelez les oranges, puis coupez la peau blanche. Coupez autour des côtés des quartiers afin d'enlever les restes de peau blanche. Coupez en dés de 1/2 pouce (1 cm).

■ Combinez les oranges, le jus d'orange, le tofu, les protéines de petit-lait en poudre, le pollen d'abeille et le zeste d'orange dans un mélangeur ou un mélangeur à smoothie. Mélangez à haute vitesse 45 secondes ou jusqu'à obtention d'une purée lisse. Ajoutez l'ananas et mélangez encore à haute vitesse jusqu'à consistance lisse. Servez aussitôt, garni de morceaux de fruits, si désiré.

■ **DONNE** 4 portions de 1 tasse (235 ml).

■ **ANALYSE NUTRITIONNELLE** Chaque portion d'une tasse fournit 151 calories ; 1 g de gras total ; 1 g de gras saturés ; 11 g de protéines ; 27 g de glucides ; 4 g de fibres alimentaires ; 18 mg de cholestérol.

■ **LE BON TRUC** Le zeste de citron ajoute un élément aromatique à tout mets dans lequel il est inclus. Cette partie colorée de la pelure est là où se concentrent toutes les huiles aromatiques, et votre nez se réjouit d'un plat avant même que vos papilles gustatives soient en contact avec les aliments.

NUTRIMENTS DYNAMIQUES / POURCENTAGE DE L'APPORT NUTRITIONNEL RECOMMANDÉ*

Vitamine A	236,5 IU (5 %)
Vitamine B$_6$	0,2 mg (9 %)
Vitamine C	92,8 mg (155 %)
Vitamine E	0,7 mg (4 %)
Magnésium	30,5 mg (8 %)
Manganèse	0,9 mg (47 %)
Sélénium	0,1 mcg (0 %)
Zinc	0,6 mg (4 %)

Le pourcentage de l'apport nutritionnel recommandé est basé sur un régime alimentaire de 2000 calories. Votre valeur quotidienne peut être plus haute ou plus basse, selon vos besoins caloriques.

C-ONCENTRÉ DE SOLEIL
SMOOTHIE À L'ORANGE ET AUX DATTES

En plus de leur taux élevé de vitamine C, les oranges sont une excellente source d'un phytonutriment, l'hespéridine, reconnu pour réduire la pression artérielle chez certains animaux (les tests n'ont pas encore été faits sur l'être humain). Le goût vif et sucré des oranges est équilibré par la douceur des dattes dans ce smoothie richement savoureux.

2 oranges navel
3/4 tasse (180 ml) de jus d'orange fraîchement pressé
1 cuillerée à soupe (15 ml) de jus de citron fraîchement pressé
1 tasse (175 g) de dattes dénoyautées, séchées et bien tassées
1/4 tasse (80 g) de marmelade d'oranges 100 % fruits
1/4 tasse (32 g) de protéines de petit-lait en poudre
2 cuillerées à soupe (30 g) de pollen d'abeille
3/4 tasse (105 g) de sorbet à l'orange
4 quartiers d'orange, pour garnir (facultatif)

■ Pelez les oranges, puis coupez la peau blanche. Coupez autour des côtés des quartiers afin d'enlever les restes de peau blanche. Coupez en dés de 1/2 pouce (1 cm).

■ Combinez les oranges, le jus d'orange, le jus de citron, les dattes, la marmelade d'oranges, les protéines de petit-lait en poudre et le pollen d'abeille dans un mélangeur ou un mélangeur à smoothie. Mélangez à haute vitesse 45 secondes ou jusqu'à obtention d'une purée lisse. Ajoutez le sorbet à l'orange et mélangez encore à haute vitesse jusqu'à consistance lisse. Servez aussitôt, garni de quartiers d'orange, si désiré.

■ **DONNE** 4 portions de 1 tasse (235 ml).

■ **ANALYSE NUTRITIONNELLE** Chaque portion d'une tasse fournit 322 calories; 2 g de gras total; 1 g de gras saturés; 11 g de protéines; 72 g de glucides; 6,5 g de fibres alimentaires; 18 mg de cholestérol.

■ **LE BON TRUC** Quand vous mesurez des fruits secs, comme des dattes dénoyautées ou des abricots séchés, tassez-les toujours fermement dans la tasse à mesurer. Selon la grosseur des morceaux, il peut y avoir une accumulation d'air significative dans la tasse s'ils ne sont que légèrement tassés.

NUTRIMENTS DYNAMIQUES / POURCENTAGE DE L'APPORT NUTRITIONNEL RECOMMANDÉ*

Vitamine A	278,7 IU (6 %)
Vitamine B$_6$	0,2 mg (9 %)
Vitamine C	66,4 mg (111 %)
Vitamine E	0,8 mg (4 %)
Magnésium	40,9 mg (10 %)
Manganèse	0,1 mg (7 %)
Sélénium	2,2 mcg (3 %)
Zinc	0,8 mg (5 %)

Le pourcentage de l'apport nutritionnel recommandé est basé sur un régime alimentaire de 2000 calories. Votre valeur quotidienne peut être plus haute ou plus basse, selon vos besoins caloriques.

SMOOTHIE À LA PAPAYE ET À L'ANANAS

L'ananas, le fruit qui contient le plus de manganèse, est une bonne source de vitamine C et la papaye remporte presque la palme avec son taux de vitamine C. Ensemble, ces deux fruits contribuent à un délicieux smoothie.

1 contenant (8 onces ou 225 g) de yogourt nature à faible teneur en gras
1/2 tasse (120 ml) de tofu soyeux (doux)
1/2 tasse (120 ml) de nectar de papaye très froid
2 cuillerées à soupe (30 g) de pollen d'abeille
1 tasse (140 g) de papayes en dés
1 1/2 tasse (225 g) de tranches de pêche, surgelées
4 morceaux d'ananas, pour garnir (facultatif)

■ Combinez le yogourt, le tofu, le nectar de papaye, le pollen d'abeille et la papaye dans un mélangeur ou un mélangeur à smoothie. Mélangez à haute vitesse 45 secondes ou jusqu'à obtention d'une purée lisse. Ajoutez les tranches de pêche et mélangez encore à haute vitesse jusqu'à consistance lisse. Servez immédiatement, garni de morceaux d'ananas, si désiré.

■ **DONNE** 4 portions de 1 tasse (235 ml).

■ **ANALYSE NUTRITIONNELLE** Chaque portion d'une tasse fournit 123 calories ; 1 g de gras total ; 0 g de gras saturés ; 6 g de protéines ; 24 g de glucides ; 3 g de fibres alimentaires ; 1 mg de cholestérol.

■ **LE BON TRUC** L'ananas peut être qualifié de superaliment, mais il ne peut pas être utilisé nature dans les desserts à base de gélatine. Il contient une enzyme qui empêche la gélatine d'épaissir correctement. Toutefois, après sa préparation pour la mise en conserve, on peut s'en servir.

NUTRIMENTS DYNAMIQUES / POURCENTAGE DE L'APPORT NUTRITIONNEL RECOMMANDÉ*	
Vitamine A	1089,5 IU (22 %)
Vitamine B$_6$	0,1 mg (5 %)
Vitamine C	31,1 mg (52 %)
Vitamine E	1,4 mg (7 %)
Magnésium	25,6 mg (6 %)
Manganèse	0,1 mg (5 %)
Sélénium	4,1 mcg (6 %)
Zinc	1,1 mg (7 %)

Le pourcentage de l'apport nutritionnel recommandé est basé sur un régime alimentaire de 2000 calories. Votre valeur quotidienne peut être plus haute ou plus basse, selon vos besoins caloriques.

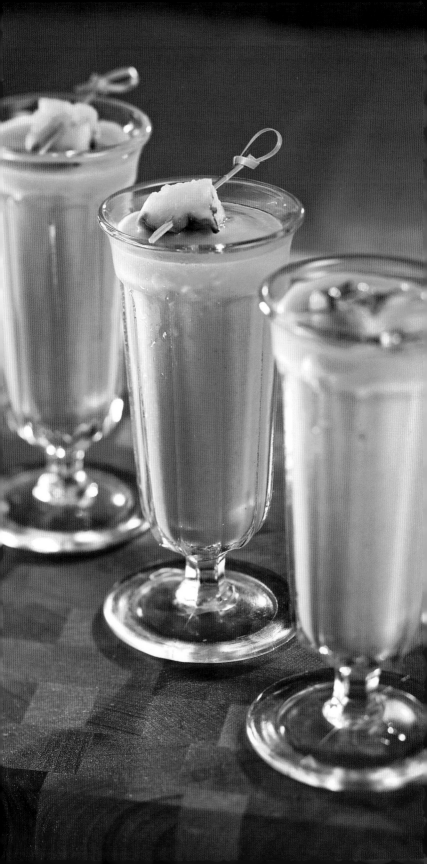

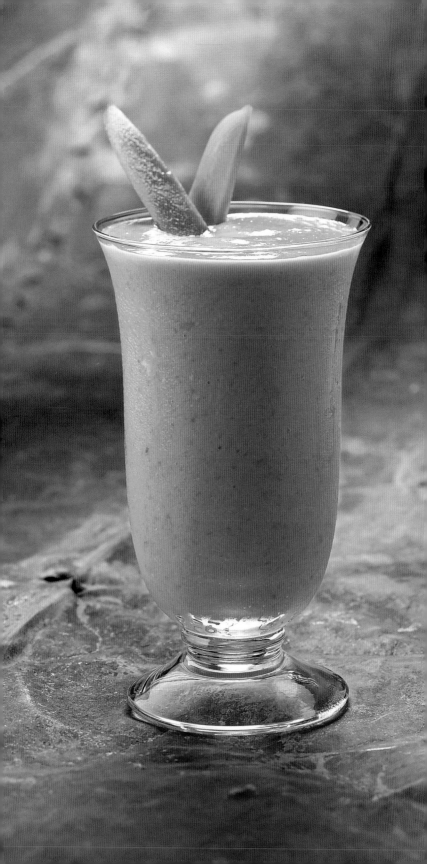

CUIVRE EN VEDETTE
SMOOTHIE AU SÉSAME ET À LA PAPAYE

Les graines de sésame sont une importante source de cuivre, un nutriment dont nous avons besoin pour aider notre organisme à utiliser le fer et à lutter contre les radicaux libres. La subtile saveur du sésame se fond merveilleusement à celle des papayes riches en vitamine C de ce smoothie.

1 tasse (235 ml) de nectar de papaye très froid
1/2 tasse (120 ml) de tofu soyeux (doux)
1/3 tasse (80 g) de tahini
2 cuillerées à soupe (30 g) de pollen d'abeille
2 tasses (350 g) de papayes en dés, surgelés
4 morceaux de papaye, pour garnir (facultatif)

■ Combinez le nectar de papaye, le tofu, le tahini et le pollen d'abeille dans un mélangeur ou un mélangeur à smoothie. Mélangez à haute vitesse 45 secondes ou jusqu'à obtention d'une purée lisse. Ajoutez les papayes en morceaux et mélangez encore à haute vitesse jusqu'à consistance lisse. Servez immédiatement, garni de morceaux de papaye, si désiré.

■ **DONNE** 4 portions de 1 tasse (235 ml).

■ **ANALYSE NUTRITIONNELLE** Chaque portion d'une tasse fournit 136 calories; 5 g de gras total; 1 g de gras saturés; 4 g de protéines; 21 g de glucides; 3 g de fibres alimentaires; 0 mg de cholestérol.

■ **LE BON TRUC** Conservez la peau quand vous pelez une papaye et ajoutez-la à une marinade pour la viande ou le poulet. La peau et la chair de ce délice tropical contiennent de la papaïne, une enzyme qui agit comme attendrisseur naturel de la viande.

NUTRIMENTS DYNAMIQUES / POURCENTAGE DE L'APPORT NUTRITIONNEL RECOMMANDÉ*

Vitamine A	1483,4 IU (30 %)
Vitamine B$_6$	0,1 mg (3 %)
Vitamine C	48,9 mg (81 %)
Vitamine E	3,1 mg (15 %)
Magnésium	27,8 mg (7 %)
Manganèse	0,1 mg (6 %)
Sélénium	0,5 mcg (1 %)
Zinc	0,9 mg (6 %)

Le pourcentage de l'apport nutritionnel recommandé est basé sur un régime alimentaire de 2000 calories. Votre valeur quotidienne peut être plus haute ou plus basse, selon vos besoins caloriques.

LIMONOÏDES FRINGANTS
SMOOTHIE ÉPICÉ À LA PAPAYE ET AU PAMPLEMOUSSE

Le pamplemousse riche en vitamine C, qui possède aussi un taux élevé de limonoïdes (des phytonutriments qui contribuent à la formation d'enzymes désintoxiquantes), se combine magnifiquement à la douce papaye dans ce smoothie délicieux. À sa couleur, vous devinez que la papaye est riche en bêtacarotène, que votre organisme transforme en vitamine A. La papaye est aussi une bonne source de vitamine E.

2 pamplemousses rouges ou roses
1/2 tasse (120 ml) de nectar de papaye
1/2 tasse (120 ml) de tofu soyeux (doux)
1/4 tasse (65 g) de chutney à la mangue
1/4 tasse (32 g) de protéines de petit-lait en poudre
2 cuillerées à soupe (30 g) de pollen d'abeille
2 1/2 tasses (440 g) de papayes en dés, surgelés
4 morceaux de papaye, pour garnir (facultatif)

■ Pelez les pamplemousses, puis coupez la peau blanche. Coupez autour des côtés des quartiers afin d'enlever les restes de peau blanche. Coupez en dés de 1/2 pouce (1 cm).

■ Combinez les pamplemousses, le nectar de papaye, le tofu, le chutney, les protéines de petit-lait en poudre et le pollen d'abeille dans un mélangeur ou un mélangeur à smoothie. Mélangez à haute vitesse 45 secondes ou jusqu'à obtention d'une purée lisse. Ajoutez la papaye et mélangez encore à haute vitesse jusqu'à consistance lisse. Servez aussitôt, garni de morceaux de papaye, si désiré.

■ **Donne** 4 portions de 1 tasse (235 ml).

■ **Analyse nutritionnelle** Chaque portion d'une tasse fournit 177 calories ; 1 g de gras total ; 1 g de gras saturés ; 11 g de protéines ; 33 g de glucides ; 4 g de fibres alimentaires ; 18 mg de cholestérol.

■ **Le bon truc** Quand vous choisissez un pamplemousse, cherchez celui qui est lourd pour sa taille, lequel contient plus de jus. Un autre truc pour trouver le meilleur est d'examiner la pelure soigneusement. Elle devrait être douce et finement texturée ; cela indique qu'on a laissé le fruit mûrir complètement.

Nutriments dynamiques / pourcentage de l'apport nutritionnel recommandé*	
Vitamine A	2239,4 IU (45 %)
Vitamine B$_6$	0,1 mg (6 %)
Vitamine C	107,1 mg (178 %)
Vitamine E	2,0 mg (10 %)
Magnésium	33,7 mg (8 %)
Manganèse	0,02 mg (1 %)
Sélénium	2,4 mcg (3 %)
Zinc	0,7 mg (5 %)

*Le pourcentage de l'apport nutritionnel recommandé est basé sur un régime alimentaire de 2000 calories. Votre valeur quotidienne peut être plus haute ou plus basse, selon vos besoins caloriques.

ESCOUADE ANTI-INFECTION
SMOOTHIE À LA PAPAYE ET AUX FRAISES

Les fibres alimentaires sont cruciales pour que votre organisme fonctionne correctement. Les fraises et la papaye possèdent un taux élevé de fibres. En outre, les fraises sont riches en polyphénols, de puissants antioxydants. Les deux fruits sont une excellence source de vitamine C anti-infectieuse.

1 contenant (8 onces ou 225 g) de yogourt aux fraises à faible teneur en gras
1/2 tasse (120 ml) de tofu soyeux (doux)
1/4 tasse (80 g) de confiture de fraises 100 % fruits
1/4 tasse (32 g) de protéines de petit-lait en poudre
2 cuillerées à soupe (30 g) de pollen d'abeille
1 tasse (145 g) de fraises
2 tasses (350 g) de papayes en dés, surgelés
4 fraises en éventail, pour garnir (facultatif)

■ Combinez le yogourt, le tofu, la confiture de fraises, les protéines de petit-lait en poudre, le pollen d'abeille et les fraises dans un mélangeur ou un mélangeur à smoothie. Mélangez à haute vitesse 45 secondes ou jusqu'à obtention d'une purée lisse. Ajoutez les papayes et mélangez encore à haute vitesse jusqu'à consistance lisse. Servez immédiatement, garni de fraises en éventail, si désiré.

■ **DONNE** 4 portions de 1 tasse (235 ml).

■ **ANALYSE NUTRITIONNELLE** Chaque portion d'une tasse fournit 196 calories ; 2 g de gras total ; 1 g de gras saturés ; 13 g de protéines ; 34 g de glucides ; 3 g de fibres alimentaires ; 20 mg de cholestérol.

■ **LE BON TRUC** Surtout tôt en saison, plusieurs fraises peuvent avoir des cœurs durs qu'il est préférable d'enlever. Une façon simple d'accomplir cette tâche consiste à se servir d'une paille à boire. Poussez-la par la pointe dans le fruit et elle enlèvera à la fois le cœur et la queue à l'autre bout.

NUTRIMENTS DYNAMIQUES / POURCENTAGE DE L'APPORT NUTRITIONNEL RECOMMANDÉ*

Vitamine A	1463,2 IU (29 %)
Vitamine B6	0,1 mg (4 %)
Vitamine C	70,7 mg (118 %)
Vitamine E	1,4 mg (7 %)
Magnésium	39,5 mg (10 %)
Manganèse	0,2 mg (10 %)
Sélénium	2,7 mcg (4 %)
Zinc	1,1 mg (7 %)

*Le pourcentage de l'apport nutritionnel recommandé est basé sur un régime alimentaire de 2000 calories. Votre valeur quotidienne peut être plus haute ou plus basse, selon vos besoins caloriques.

TRÉSOR DE CATÉCHINES
SMOOTHIE AU THÉ VERT ET À LA PAPAYE

Une étude publiée dans le *Journal of Allergy and Clinical Immunology* rapportait que les catéchines, antioxydants trouvés dans le thé vert, sont plus efficaces que la vitamine C ou la vitamine E pour protéger les cellules et l'ADN des dommages causés par les radicaux libres. Dans ce smoothie, la saveur du thé vert accompagne subtilement le vif goût tropical de la papaye riche en minéraux.

$1/2$ tasse (120 ml) de nectar de papaye très froid
1 cuillerée à soupe (15 ml) de jus de lime fraîchement pressé
2 tasses (350 g) de papayes en dés
$1/4$ tasse (32 g) de protéines de petit-lait en poudre
2 cuillerées à soupe (30 g) de pollen d'abeille
8 cubes de thé vert surgelés
4 quartiers de papaye et de lime, pour garnir (facultatif)

■ Combinez le nectar de papaye, le jus de lime, la papaye, les protéines de petit-lait en poudre et le pollen d'abeille dans un mélangeur ou un mélangeur à smoothie. Mélangez à haute vitesse 45 secondes ou jusqu'à obtention d'une purée lisse. Ajoutez les cubes et mélangez encore à haute vitesse jusqu'à consistance lisse. Servez aussitôt, garni de morceaux de papaye et de lime, si désiré.

■ **DONNE** 4 portions de 1 tasse (235 ml).

■ **ANALYSE NUTRITIONNELLE** Chaque portion d'une tasse fournit 108 calories; 1 g de gras total; 1 g de gras saturés; 9 g de protéines; 17 g de glucides; 2 g de fibres alimentaires; 18 mg de cholestérol.

■ **LE BON TRUC** Le thé devrait toujours être infusé en petites quantités et les feuilles devraient toujours être retirées une fois le temps d'infusion écoulé. Rincez un pot de céramique avec de l'eau très chaude et mettez-y 2 cuillerées à soupe de feuilles de thé. Ajoutez 3 tasses d'eau bouillante et brassez légèrement. Laissez le thé infuser 1 minute, puis filtrez-le en le versant dans la théière. Les feuilles peuvent servir pour une autre théière.

NUTRIMENTS DYNAMIQUES / POURCENTAGE DE L'APPORT NUTRITIONNEL RECOMMANDÉ*

Vitamine A	1470,4 IU (29 %)
Vitamine B$_6$	0,05 mg (2 %)
Vitamine C	51,0 mg (85 %)
Vitamine E	1,4 mg (7 %)
Magnésium	15,5 mg (4 %)
Manganèse	0,01 mg (1 %)
Sélénium	0,4 mcg (1 %)
Zinc	0,5 mg (3 %)

*Le pourcentage de l'apport nutritionnel recommandé est basé sur un régime alimentaire de 2000 calories. Votre valeur quotidienne peut être plus haute ou plus basse, selon vos besoins caloriques.

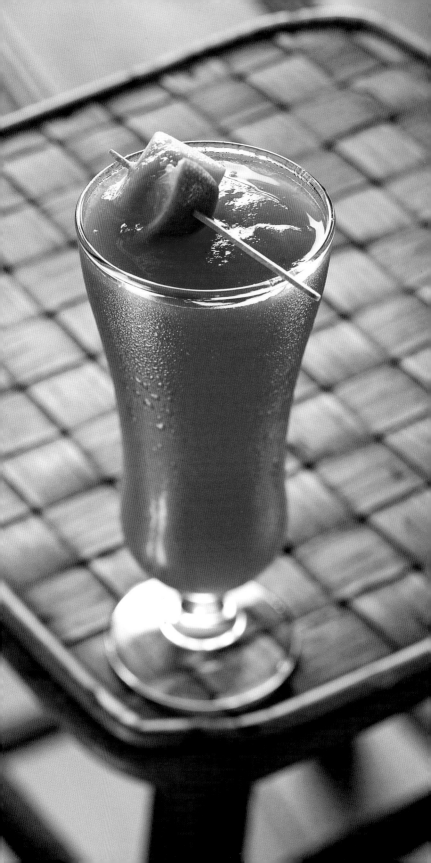

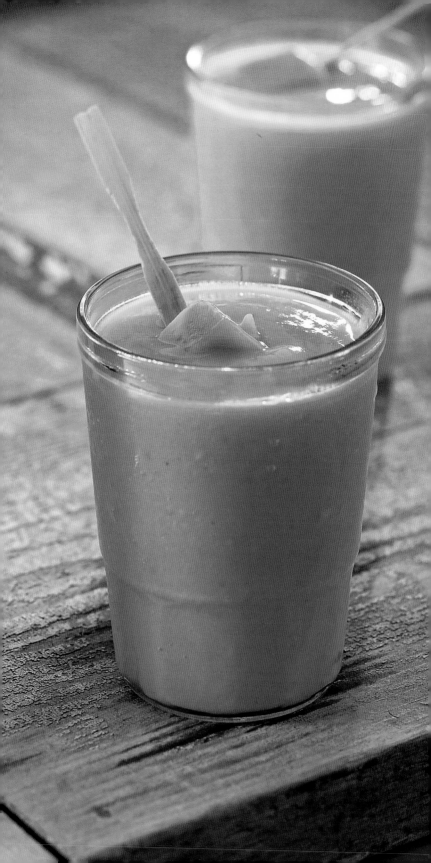

BAUME POUR L'ESTOMAC
SMOOTHIE AU GINGEMBRE ET À LA PAPAYE

Le gingembre contient de précieux minéraux, dont le potassium, le magnésium et le cuivre, et il possède plusieurs propriétés curatives: il calme l'estomac, apaise les nausées et a des propriétés anti-inflammatoires qui soulagent les douleurs arthritiques. Il ajoute aussi une fantastique saveur à ce smoothie à la papaye riche en vitamine C et en acide folique.

1 tasse (235 ml) de nectar de papaye très froid
1 contenant (8 onces ou 225 g) de yogourt aux pêches à faible teneur en gras
1/2 tasse (120 ml) de tofu soyeux (doux)
1/4 tasse (32 g) de protéines de petit-lait en poudre
3 cuillerées à soupe (24 g) de gingembre confit
2 tasses (280 g) de papayes en cubes, surgelés
4 quartiers de papaye, pour garnir (facultatif)

■ Combinez le nectar de papaye, le yogourt, le tofu, les protéines de petit-lait en poudre et le gingembre confit dans un mélangeur ou un mélangeur à smoothie. Mélangez à haute vitesse 45 secondes ou jusqu'à obtention d'une purée lisse. Ajoutez la papaye en cubes et mélangez encore à haute vitesse jusqu'à consistance lisse. Servez immédiatement, garni de morceaux de papaye, si désiré.

■ **DONNE** 4 portions de 1 tasse (235 ml).

■ **ANALYSE NUTRITIONNELLE** Chaque portion d'une tasse fournit 174 calories; 1 g de gras total; 1 g de gras saturés; 10 g de protéines; 32 g de glucides; 2 g de fibres alimentaires; 20 mg de cholestérol.

■ **LE BON TRUC** Le gingembre confit est du gingembre frais que l'on a cuit dans un sirop de sucre pour qu'il soit à la fois sucré et tendre. Il est habituellement recouvert de sucre pour éviter que les tranches collent les unes aux autres. Pour trouver du gingembre confit, cherchez dans le rayon pâtisserie de votre supermarché plutôt que dans l'allée des fruits et légumes.

NUTRIMENTS DYNAMIQUES / POURCENTAGE DE L'APPORT NUTRITIONNEL RECOMMANDÉ*

Vitamine A	1528,4 IU (31%)
Vitamine B$_6$	0,1 mg (3%)
Vitamine C	46,0 mg (77%)
Vitamine E	0,8 mg (4%)
Magnésium	24,2 mg (6%)
Manganèse	0,1 mg (4%)
Sélénium	2,0 mcg (3%)
Zinc	0,5 mg (4%)

*Le pourcentage de l'apport nutritionnel recommandé est basé sur un régime alimentaire de 2000 calories. Votre valeur quotidienne peut être plus haute ou plus basse, selon vos besoins caloriques.

PARFAIT POUR LA DIGESTION

SMOOTHIE À LA MENTHE, AU CANTALOUP ET AUX POMMES

Alors que nous pouvons aimer la menthe pour la fraîcheur de son arôme et de sa saveur, elle a aussi été utilisée pendant des siècles comme herbe pour aider la digestion. La saveur de la menthe ajoute une touche merveilleuse au goût délicat des pommes et du cantaloup, trésor de bêtacarotène.

1 contenant (8 onces ou 225 g) de yogourt à la vanille sans gras
½ tasse (125 g) de sauce aux pommes non sucrée
½ tasse (120 ml) de tofu soyeux (doux)
2 pommes à croquer sucrées (comme la MacIntosh ou la
    Délicieuse rouge) le cœur ôté et en dés
¼ tasse (32 g) de protéines de petit-lait en poudre
2 brins de menthe fraîche
2 cuillerées à soupe (30 ml) d'huile de lin
1 ½ tasse (235 g) de cantaloup en dés, surgelés
4 brins de menthe, pour garnir (facultatif)

■ Combinez le yogourt, la sauce aux pommes, le tofu, les pommes, la menthe et l'huile de lin dans un mélangeur ou un mélangeur à smoothie. Mélangez à haute vitesse 45 secondes ou jusqu'à obtention d'une purée lisse. Ajoutez le cantaloup en dés et mélangez encore à haute vitesse jusqu'à consistance lisse. Servez immédiatement, garni de brins de menthe, si désiré.

■ **DONNE** 4 portions de 1 tasse (235 ml).

■ **ANALYSE NUTRITIONNELLE** Chaque portion d'une tasse fournit 175 calories ; 7 g de gras total ; 0,8 g de gras saturés ; 5 g de protéines ; 15 g de glucides ; 1 g de fibres alimentaires ; 2 mg de cholestérol.

■ **LE BON TRUC** Alors que certains experts en alimentation disent qu'un cantaloup au filet bien développé sur son écorce tend à être plus mûr, j'ai trouvé que le meilleur test est de le secouer. Un melon mûr aura du jus dans sa cavité et vous pourrez l'entendre ou le sentir clapoter.

Nutriments dynamiques / pourcentage de l'apport nutritionnel recommandé*	
Vitamine A	1975,8 IU (40 %)
Vitamine B6	0,1 mg (4 %)
Vitamine C	26,0 mg (43 %)
Vitamine E	1,3 mg (6 %)
Magnésium	27,5 mg (7 %)
Manganèse	0,1 mg (4 %)
Sélénium	2,1 mcg (3 %)
Zinc	0,7 mg (5 %)

Le pourcentage de l'apport nutritionnel recommandé est basé sur un régime alimentaire de 2000 calories. Votre valeur quotidienne peut être plus haute ou plus basse, selon vos besoins caloriques.

ENCORE PLUS DE VITAMINE A
SMOOTHIE ÉPICÉ AU CANTALOUP ET AUX PÊCHES

Les éléments sucrés et piquants du chutney ajoutent de la complexité à la saveur de ce smoothie vif à l'orange, fait de deux fruits associés pour une forte concentration de vitamine A (qui aide à dynamiser votre système immunitaire). Les pêches ajoutent leur richesse à la saveur plus douce du cantaloup.

1 contenant (8 onces ou 225 g) de yogourt aux pêches sans gras
1 tasse (155 g) de cantaloups en dés
1/3 tasse (85 g) de chutney à la mangue
1/4 tasse (32 g) de protéines de petit-lait en poudre
2 cuillerées à soupe (30 g) de pollen d'abeille
2 tasses (340 g) de tranches de pêche, surgelées
1/2 tasse (70 g) de yogourt à la vanille surgelé
4 tranches de pêche, pour garnir (facultatif)

■ Combinez le yogourt, le cantaloup, le chutney, les protéines de petit-lait en poudre et le pollen d'abeille dans un mélangeur ou un mélangeur à smoothie. Mélangez à haute vitesse 45 secondes ou jusqu'à obtention d'une purée lisse. Ajoutez les tranches de pêche et mélangez encore à haute vitesse jusqu'à consistance lisse. Servez immédiatement, garni de tranches de pêche, si désiré.

■ **DONNE** 4 portions de 1 tasse (235 ml).

■ **ANALYSE NUTRITIONNELLE** Chaque portion d'une tasse fournit 171 calories ; 2 g de gras total ; 1 g de gras saturés ; 13 g de protéines ; 28 g de glucides ; 3 g de fibres alimentaires ; 22,5 mg de cholestérol.

■ **LE BON TRUC** La façon traditionnelle de peler les pêches consiste à les mettre dans l'eau bouillante 30 secondes afin de permettre à la peau de se détacher facilement. Cependant, de nouveaux éplucheurs, munis de lames en dents de scie, ont été mis sur le marché. Ces gadgets transforment le pelage des pêches et des tomates en tâche simple et rapide.

NUTRIMENTS DYNAMIQUES / POURCENTAGE DE L'APPORT NUTRITIONNEL RECOMMANDÉ*

Vitamine A	2347,4 IU (47 %)
Vitamine B6	0,1 mg (6 %)
Vitamine C	28,7 mg (48 %)
Vitamine E	1,4 mg (7 %)
Magnésium	34,8 mg (9 %)
Manganèse	0,1 mg (5 %)
Sélénium	2,1 mcg (3 %)
Zinc	1,1 mg (7 %)

*Le pourcentage de l'apport nutritionnel recommandé est basé sur un régime alimentaire de 2000 calories. Votre valeur quotidienne peut être plus haute ou plus basse, selon vos besoins caloriques.

FILON DE MINÉRAUX
SMOOTHIE AU CANTALOUP ET AUX MÛRES

Les mûres partagent bien des qualités antioxydantes avec leur cousin visuel, le bleuet, mais elles sont aussi une excellente source de très importants minéraux stimulant le système immunitaire comme le magnésium, le manganèse et le zinc. Quand on les associe au cantaloup faible en calories, mais riche en vitamines A et C, vous avez un smoothie délicieux et très bon pour la santé.

1 contenant (8 onces ou 225 g) de yogourt à la vanille
   à faible teneur en gras
$1/2$ tasse (120 ml) de tofu soyeux (doux)
2 tasses (310 g) de cantaloups en dés
$1/4$ tasse (80 g) de confiture de mûres 100 % fruits
$1/4$ tasse (32 g) de protéines de petit-lait en poudre
1 $1/2$ tasse (220 g) de mûres surgelées
4 mûres, pour garnir (facultatif)

■ Combinez le yogourt, le tofu, le cantaloup, la confiture de mûres et les protéines de petit-lait en poudre dans un mélangeur ou un mélangeur à smoothie. Mélangez à haute vitesse 45 secondes ou jusqu'à obtention d'une purée lisse. Ajoutez les mûres et mélangez encore à haute vitesse jusqu'à consistance lisse. Servez immédiatement, garni de brochettes de mûres, si désiré.

■ **DONNE** 4 portions de 1 tasse (235 ml).

■ **ANALYSE NUTRITIONNELLE** Chaque portion d'une tasse fournit 202 calories ; 2 g de gras total ; 1 g de gras saturés ; 11 g de protéines ; 37 g de glucides ; 4 g de fibres alimentaires ; 22 mg de cholestérol.

■ **LE BON TRUC** Recherchez des mûres bien en chair, à l'allure fraîche, empaquetées dans de petits contenants parce qu'elles s'écrasent très facilement. Ne les lavez pas avant de les conserver au frais parce que l'humidité favorise le pourrissement. Les mûres sont très périssables et devraient être utilisées dans les trois jours suivant leur cueillette.

NUTRIMENTS DYNAMIQUES / POURCENTAGE DE L'APPORT NUTRITIONNEL RECOMMANDÉ*

Vitamine A	2686,6 IU (54 %)
Vitamine B_6	0,135 mg (7 %)
Vitamine C	45,9 mg (60 %)
Vitamine E	0,9 mg (5 %)
Magnésium	35,7 mg (9 %)
Manganèse	0,8 mg (4 %)
Sélénium	2,6 mcg (4 %)
Zinc	0,7 mg (4 %)

*Le pourcentage de l'apport nutritionnel recommandé est basé sur un régime alimentaire de 2000 calories. Votre valeur quotidienne peut être plus haute ou plus basse, selon vos besoins caloriques.

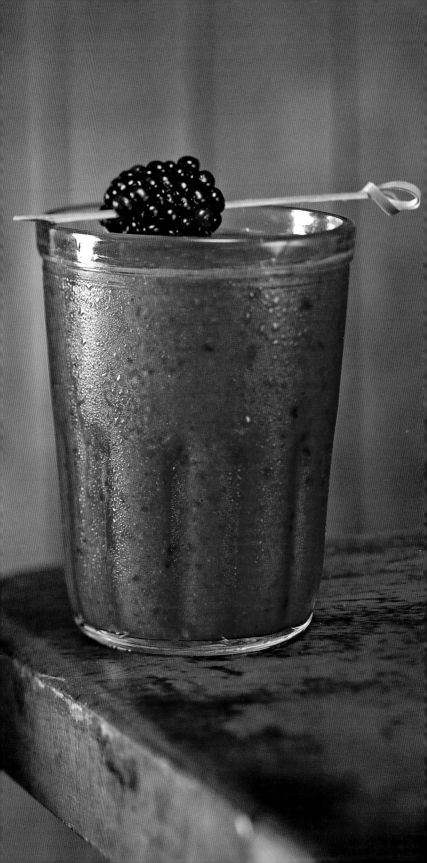

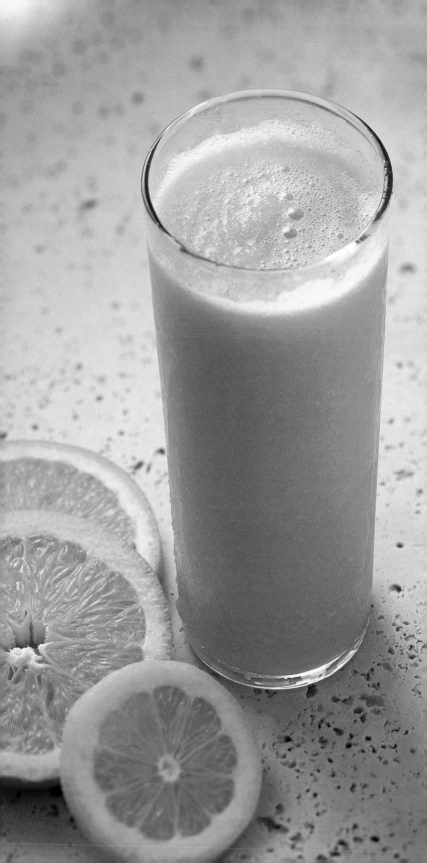

SMOOTHIE AU CANTALOUP ET AUX AGRUMES

Un cantaloup entier procure plus de vitamines A et C que vous n'en aurez besoin au cours d'une journée – ça, c'est un aliment vedette ! Quand sa riche saveur s'allie à la brillance d'agrumes pleins de vitamine C comme le pamplemousse et l'orange, votre smoothie est armé et prêt à vous protéger du danger.

1 tasse (235 ml) de jus d'orange fraîchement pressé
1/2 tasse (120 ml) de jus de pamplemousse fraîchement pressé,
     un pamplemousse rouge de préférence
1/4 tasse (32 g) de protéines de petit-lait en poudre
2 cuillerées à soupe (30 g) de pollen d'abeille
1 cuillerée à soupe (15 ml) de jus de citron ou de lime fraîchement pressé
2 tasses (320 g) de cantaloups en cubes, surgelés
4 tranches d'orange, pour garnir (facultatif)

■ Combinez le jus d'orange, le jus de pamplemousse, les protéines de petit-lait en poudre, le pollen d'abeille et le jus de citron ou de lime dans un mélangeur ou un mélangeur à smoothie. Mélangez à haute vitesse 20 secondes ou jusqu'à obtention d'une purée lisse. Ajoutez les cubes de cantaloup et mélangez encore à haute vitesse jusqu'à consistance lisse. Servez aussitôt, garni de tranches d'orange, si désiré.

■ **DONNE** 4 portions de 1 tasse (235 ml).

■ **ANALYSE NUTRITIONNELLE** Chaque portion d'une tasse fournit 124 calories ; 1 g de gras total ; 1 g de gras saturés ; 10 g de protéines ; 20 g de glucides ; 1 g de fibres alimentaires ; 18 mg de cholestérol.

■ **LE BON TRUC** Le cantaloup est un super aliment excellent pour la santé, mais il y a eu des cas de salmonelle qui provenaient d'une bactérie transférée de la pelure du melon à la chair quand le melon a été coupé. Lavez toujours le cantaloup à l'eau chaude savonneuse avant de le couper et évitez d'acheter des melons précoupés au supermarché.

NUTRIMENTS DYNAMIQUES / POURCENTAGE DE L'APPORT NUTRITIONNEL RECOMMANDÉ*

Vitamine A	2722,4 IU (54 %)
Vitamine B₆	0,2 mg (8 %)
Vitamine C	80,1 mg (133 %)
Vitamine E	0,8 mg (4 %)
Magnésium	26,5 mg (7 %)
Manganèse	0,04 mg (2 %)
Sélénium	0,4 mcg (1 %)
Zinc	0,6 mg (4 %)

*Le pourcentage de l'apport nutritionnel recommandé est basé sur un régime alimentaire de 2000 calories. Votre valeur quotidienne peut être plus haute ou plus basse, selon vos besoins caloriques.

VITAMINE E-XCELLENTE
SMOOTHIE À L'ORANGE ET AUX AMANDES

Ce smoothie s'inspire de la recette de gâteau aux amandes et à l'orange du Moyen-Orient de Claudia Roden; la saveur fraîche de l'orange est accentuée par la douceur des amandes, qui ont un taux élevé de gras mono-insaturés, bons pour le cœur, et de vitamine E. La vitamine C issue des formes variées de l'orange ajoute son propre dynamisme à votre système immunitaire.

4 oranges navel
1 tasse (150 g) d'amandes écalées, non mondées
1/2 tasse (120 ml) de jus d'orange fraîchement pressé
1/2 tasse (120 ml) de tofu soyeux (doux)
1/2 tasse (145 g) de graines de tournesol écalées
1/4 tasse (80 g) de marmelade d'oranges 100 % fruits
1/4 tasse (32 g) de protéines de petit-lait en poudre
6 cubes de jus d'orange fraîchement pressé, surgelé
4 quartiers d'orange, pour garnir (facultatif)

■ Pelez les oranges, puis coupez la peau blanche. Coupez autour des côtés des quartiers afin d'enlever les restes de peau blanche. Coupez en dés de 1/2 pouce (1 cm).

■ Combinez les oranges, les amandes, le jus d'orange, le tofu, les graines de tournesol, la marmelade d'oranges et les protéines de petit-lait en poudre dans un mélangeur ou un mélangeur à smoothie. Mélangez à haute vitesse 45 secondes ou jusqu'à obtention d'une purée lisse. Ajoutez les cubes de jus et mélangez encore à haute vitesse jusqu'à consistance lisse. Servez aussitôt, garni de quartiers d'orange, si désiré.

■ **DONNE** 4 portions de 1 tasse (235 ml).

■ **ANALYSE NUTRITIONNELLE** Chaque portion d'une tasse fournit 476 calories; 28 g de gras total; 3 g de gras saturés; 20 g de protéines; 46 g de glucides; 9 g de fibres alimentaires; 18 mg de cholestérol.

■ **LE BON TRUC** Que les noix en écale ne peuvent pas rancir est une idée fausse; elle rancissent, mais plus lentement que lorsqu'elles sont écalées. La meilleure façon de protéger les noix est de les écaler, puis de les mettre dans des sacs en plastique épais, refermables. Elles peuvent être congelées avec succès jusqu'à un an.

NUTRIMENTS DYNAMIQUES / POURCENTAGE DE L'APPORT NUTRITIONNEL RECOMMANDÉ*	
Vitamine A	309,2 IU (6 %)
Vitamine B6	0,3 mg (15 %)
Vitamine C	94,2 mg (157 %)
Vitamine E	17,1 mg (85 %)
Magnésium	149,2 mg (37 %)
Manganèse	1,3 mg (65 %)
Sélénium	13,8 mcg (20 %)
Zinc	2,3 mg (16 %)

Le pourcentage de l'apport nutritionnel recommandé est basé sur un régime alimentaire de 2000 calories. Votre valeur quotidienne peut être plus haute ou plus basse, selon vos besoins caloriques

PLACE AUX ANTIOXYDANTS !

SMOOTHIE AUX PETITS FRUITS ET À L'ORANGE

On ne doute pas qu'un apport quotidien de vitamine C soit nécessaire pour combattre l'infection ; c'est pourquoi boire du jus d'orange – spécialement s'il est fraîchement pressé – est une façon importante de mettre en route votre système immunitaire le matin. Dans ce smoothie, la saveur vive des oranges s'associe aux framboises et à la sauce aux canneberges, riches en antioxydants, pour donner au smoothie une couleur rouge-rose.

4 oranges navel
1/2 tasse (120 ml) de tofu soyeux (doux)
1/2 tasse (160 g) de marmelade d'oranges 100 % fruits
1/2 tasse (150 g) de sauce aux canneberges
1/4 tasse (32 g) de protéines de petit-lait en poudre
2 cuillerées à soupe (30 ml) d'huile de lin
1 1/2 tasse (190 g) de framboises surgelées
4 quartiers d'orange, pour garnir (facultatif)

■ Pelez les oranges, puis coupez la peau blanche. Coupez autour des côtés des quartiers afin d'enlever les restes de peau blanche. Coupez en dés de 1/2 pouce (1 cm).

■ Combinez les oranges, le tofu, la marmelade d'oranges, la sauce aux canneberges, les protéines de petit-lait en poudre et l'huile de lin dans un mélangeur ou un mélangeur à smoothie. Mélangez à haute vitesse 45 secondes ou jusqu'à obtention d'une purée lisse. Ajoutez les framboises et mélangez encore à haute vitesse jusqu'à consistance lisse. Servez aussitôt, garni de quartiers d'orange, si désiré.

■ **DONNE** 4 portions de 1 tasse (235 ml).

■ **ANALYSE NUTRITIONNELLE** Chaque portion d'une tasse fournit 421 calories ; 8 g de gras total ; 1 g de gras saturés ; 11 g de protéines ; 83 g de glucides ; 8 g de fibres alimentaires ; 18 mg de cholestérol.

■ **LE BON TRUC** On se sent honteux de perdre les huiles aromatiques contenues dans le zeste d'orange ; prenez donc quelques minutes pour le râper avant de commencer cette recette. Assurez-vous de ne pas râper la peau blanche, puis congelez le zeste qui peut être conservé ainsi au moins trois mois. Il peut être utilisé de multiples façons.

NUTRIMENTS DYNAMIQUES / POURCENTAGE DE L'APPORT NUTRITIONNEL RECOMMANDÉ*

Vitamine A	406,0 IU (8 %)
Vitamine B$_6$	0,1 mg (6 %)
Vitamine C	86,1 mg (143 %)
Vitamine E	2,0 mg (10 %)
Magnésium	36,7 mg (9 %)
Manganèse	0,7 mg (34 %)
Sélénium	1,4 mcg (2 %)
Zinc	0,5 mg (3 %)

*Le pourcentage de l'apport nutritionnel recommandé est basé sur un régime alimentaire de 2000 calories. Votre valeur quotidienne peut être plus haute ou plus basse, selon vos besoins caloriques

SMOOTHIE AUX AGRUMES ET AUX FRAISES

Les saveurs douces-amères s'équilibrent bien l'une l'autre dans ce smoothie aux fruits pleins de vitamine C. Le profil nutritionnel de cette boisson est davantage renforcé par l'ajout des graines de tournesol qui modifient peu la saveur, mais ajoutent une importante quantité de vitamine E.

2 oranges navel
1 pamplemousse rouge
1 tasse (235 ml) de jus d'orange fraîchement pressé
2/3 tasse (150 ml) de jus de pamplemousse
    fraîchement pressé, un pamplemousse rouge de préférence
1/2 tasse (160 g) de confiture de fraises 100 % fruits
1/3 tasse (75 g) de graines de tournesol écalées
1/4 tasse (32 g) de protéines de petit-lait en poudre
1 1/2 tasse (220 g) de fraises surgelées
34 fraises entières ou en éventail, pour garnir (facultatif)

■ Pelez les oranges et le pamplemousse, puis coupez la peau blanche. Coupez autour des côtés des quartiers afin d'enlever les restes de peau blanche. Coupez en dés de 1/2 pouce (1 cm).

■ Combinez les oranges, le pamplemousse, le jus d'orange, le jus de pamplemousse, la confiture de fraises, les graines de tournesol et les protéines de petit-lait en poudre dans un mélangeur ou un mélangeur à smoothie. Mélangez à haute vitesse 45 secondes ou jusqu'à obtention d'une purée lisse. Ajoutez les fraises et mélangez encore à haute vitesse jusqu'à consistance lisse. Servez aussitôt, garni de fraises entières ou en éventail, si désiré.

■ **Donne** 4 portions de 1 tasse (235 ml).

■ **Analyse nutritionnelle** Chaque portion d'une tasse fournit 329 calories ; 6 g de gras total ; 1 g de gras saturés ; 11 g de protéines ; 62 g de glucides ; 6 g de fibres alimentaires ; 18 mg de cholestérol.

■ **Le bon truc** Si possible, achetez toujours des pamplemousses rouges plutôt que blancs. La raison est dans la couleur : le pamplemousse rouge contient beaucoup plus de caroténoïdes que son pâle cousin.

Nutriments dynamiques / pourcentage de l'apport nutritionnel recommandé*

Vitamine A	490,4 IU (10 %)
Vitamine B$_6$	0,2 mg (11 %)
Vitamine C	137,4 mg (229 %)
Vitamine E	5,9 mg (30 %)
Magnésium	50,9 mg (13 %)
Manganèse	0,5 mg (25 %)
Sélénium	11,0 mcg (16 %)
Zinc	0,9 mg (6 %)

*Le pourcentage de l'apport nutritionnel recommandé est basé sur un régime alimentaire de 2000 calories. Votre valeur quotidienne peut être plus haute ou plus basse, selon vos besoins caloriques.

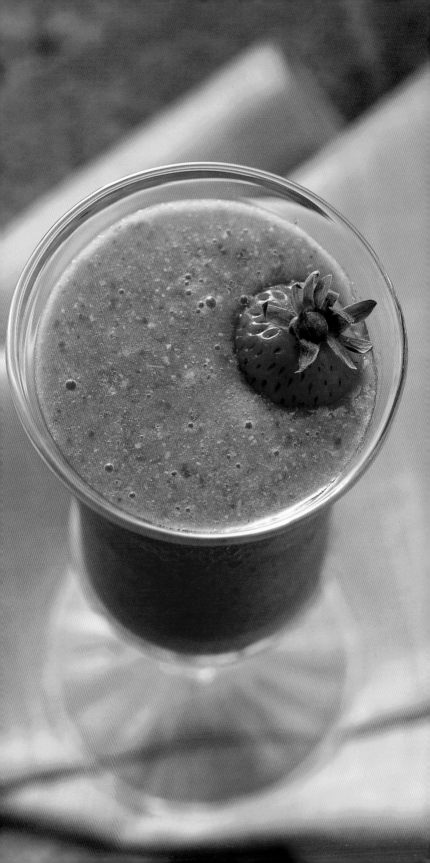

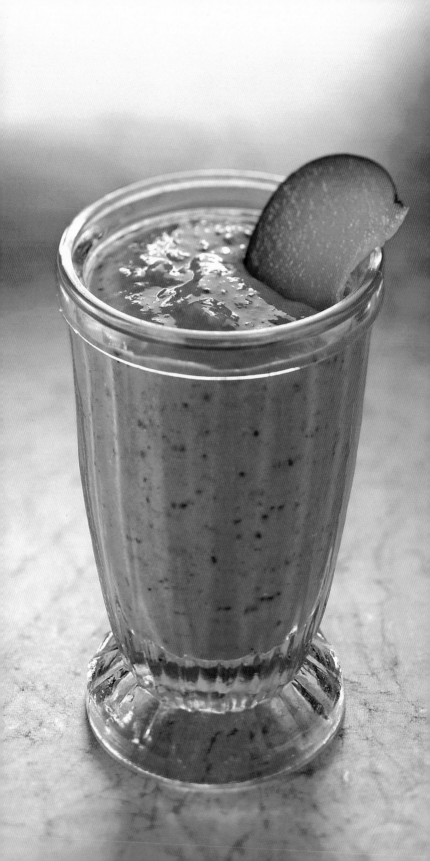

RICHE EN PHÉNOLS
SMOOTHIE FOUETTÉ AUX PRUNEAUX

Les pruneaux sont la forme séchée des prunes et tous les deux sont riches en phénols, dont on vante le rôle antioxydant depuis longtemps. On a démontré qu'ils inhibent les dommages oxydatifs aux gras, incluant les gras qui forment une partie substantielle des cellules du cerveau. Ce smoothie inclut les deux formes de ce fruit doux et est complété par les graines de tournesol riches en vitamine E, pour la texture. Le résultat est une boisson complexe et satisfaisante.

1 contenant (8 onces ou 225 g) de yogourt à la vanille
   à faible teneur en gras
1/2 tasse (120 ml) de tofu soyeux (doux)
3/4 tasse (130 g) de pruneaux non sulfurisés, dénoyautés
1/2 tasse (122 g) de graines de tournesol écalées
1/4 tasse (32 g) de protéines de petit-lait en poudre
2 prunes fraîches, dénoyautées et tranchées
4 cubes de thé vert surgelés
4 tranches de prune, pour garnir (facultatif)

■ Combinez le yogourt, le tofu, les pruneaux, les graines de tournesol, les protéines de petit-lait en poudre et les prunes dans un mélangeur ou un mélangeur à smoothie. Mélangez à haute vitesse 45 secondes ou jusqu'à obtention d'une purée lisse. Ajoutez les glaçons de thé et mélangez encore à haute vitesse jusqu'à consistance lisse. Servez immédiatement, garni de tranches de prune, si désiré.

■ **DONNE** 4 portions de 1 tasse (235 ml).

■ **ANALYSE NUTRITIONNELLE** Chaque portion d'une tasse fournit 274 calories; 10 g de gras total; 2 g de gras saturés; 13,5 g de protéines; 38 g de glucides; 4 g de fibres alimentaires; 4 mg de cholestérol.

■ **LE BON TRUC** La plupart des fruits séchés sont plutôt mous, mais si vous trouvez que vos pruneaux – ou tout autre fruit séché – ont durci, il est préférable de les réhydrater avant de les mélanger au smoothie. La façon la plus facile consiste à les recouvrir d'eau bouillante ou de jus de fruits 10 à 20 minutes, selon la grosseur des fruits.

NUTRIMENTS DYNAMIQUES / POURCENTAGE DE L'APPORT NUTRITIONNEL RECOMMANDÉ*

Vitamine A	711,6 IU (14 %)
Vitamine B$_6$	0,3 mg (14 %)
Vitamine C	3,3 mg (5 %)
Vitamine E	8,2 mg (41 %)
Magnésium	51,4 mg (13 %)
Manganèse	0,5 mg (24 %)
Sélénium	15,0 mcg (21 %)
Zinc	1,4 mg (9 %)

*Le pourcentage de l'apport nutritionnel recommandé est basé sur un régime alimentaire de 2000 calories. Votre valeur quotidienne peut être plus haute ou plus basse, selon vos besoins caloriques.

DIURÉTIQUE SYMPA
SMOOTHIE À L'ORANGE ET AUX CANNEBERGES

Ce n'est pas une histoire de bonne femme : les canneberges combattent vraiment les infections de l'appareil urinaire, spécialement les infections de la vessie. Elles abaissent également le taux de «mauvais» cholestérol.

3 oranges navel
1 contenant (8 onces ou 225 g) de yogourt aux pêches sans gras
$\frac{1}{2}$ tasse (120 ml) de tofu soyeux (doux)
$\frac{1}{2}$ tasse (120 ml) de jus d'orange fraîchement pressé, très froid
1 paquet (3 onces ou 85 g) de fromage à la crème, coupé en morceaux de $\frac{1}{2}$ pouce (1 cm)
$\frac{1}{4}$ tasse (85 g) de miel
$\frac{1}{4}$ tasse (32 g) de protéines de petit-lait en poudre
2 cuillerées à soupe (30 g) de pollen d'abeille
$\frac{1}{2}$ cuillerée à thé (1 g) de gingembre moulu
$\frac{3}{4}$ tasse (75 g) de canneberges surgelées
4 quartiers d'orange, pour garnir (facultatif)

■ Pelez les oranges, puis coupez la peau blanche. Coupez autour des côtés des quartiers afin d'enlever les restes de peau blanche. Coupez en dés de $\frac{1}{2}$ pouce (1 cm).

■ Combinez les oranges, le yogourt, le tofu, le jus d'orange, le fromage à la crème, le miel, les protéines de petit-lait en poudre, le pollen d'abeille et le gingembre moulu dans un mélangeur ou un mélangeur à smoothie. Mélangez à haute vitesse 45 secondes ou jusqu'à obtention d'une purée lisse. Ajoutez les canneberges et mélangez encore à haute vitesse jusqu'à consistance lisse. Servez aussitôt, garni de quartiers d'orange, si désiré.

■ **DONNE** 4 portions de 1 tasse (235 ml).

■ **ANALYSE NUTRITIONNELLE** Chaque portion d'une tasse fournit 305 calories ; 9 g de gras total ; 5 g de gras saturés ; 15 g de protéines ; 45 g de glucides ; 5 g de fibres alimentaires ; 43 mg de cholestérol.

■ **LE BON TRUC** Les canneberges arrivent sur le marché en automne. Achetez quelques sacs supplémentaires et congelez-les pour vos smoothies et autres mets hors saison.

NUTRIMENTS DYNAMIQUES / POURCENTAGE DE L'APPORT NUTRITIONNEL RECOMMANDÉ*

Vitamine A	626,1 IU (13 %)
Vitamine B$_6$	0,2 mg (8 %)
Vitamine C	79,1 mg (132 %)
Vitamine E	1,2 mg (6 %)
Magnésium	37,0 mg (9 %)
Manganèse	0,2 mg (9 %)
Sélénium	3,0 mcg (4 %)
Zinc	1,2 mg (8 %)

Le pourcentage de l'apport nutritionnel recommandé est basé sur un régime alimentaire de 2000 calories. Votre valeur quotidienne peut être plus haute ou plus basse, selon vos besoins caloriques.

PLEINS FEUX SUR LA BROMÉLINE
SMOOTHIE AUX AGRUMES ET À L'ANANAS

Si l'acidité intrinsèque des agrumes vous cause des maux d'estomac, alors ce smoothie est pour vous! L'ananas contient de la broméline, enzyme qui aide la digestion et réduit l'inflammation. Tous ces fruits tropicaux sont aussi d'excellentes sources de vitamine C, un nutriment que vous devez absorber régulièrement pour garder jeune votre système immunitaire.

2 oranges navel
1 pamplemousse rouge ou rose
1 tasse (235 ml) de tofu soyeux (doux)
¼ tasse (80 g) de marmelade d'oranges 100 % fruits
¼ tasse (32 g) de protéines de petit-lait en poudre
2 cuillerées à soupe (30 g) de pollen d'abeille
2 tasses (330 g) d'ananas en cubes, surgelés
4 morceaux d'ananas, pour garnir (facultatif)

■ Pelez les oranges et le pamplemousse, puis coupez la peau blanche. Coupez autour des côtés des quartiers afin d'enlever les restes de peau blanche. Coupez en dés de ½ pouce (1 cm).

■ Combinez les oranges, le pamplemousse, le tofu, la marmelade d'oranges, les protéines de petit-lait en poudre et le pollen d'abeille dans un mélangeur ou un mélangeur à smoothie. Mélangez à haute vitesse 45 secondes ou jusqu'à obtention d'une purée lisse. Ajoutez l'ananas et mélangez encore à haute vitesse jusqu'à consistance lisse. Servez immédiatement, garni de morceaux d'ananas, si désiré.

■ **DONNE** 4 portions de 1 tasse (235 ml).

■ **ANALYSE NUTRITIONNELLE** Chaque portion d'une tasse fournit 203 calories; 2 g de gras total; 1 g de gras saturés; 11 g de protéines; 40 g de glucides; 4 g de fibres alimentaires; 18 mg de cholestérol.

■ **LE BON TRUC** Le pamplemousse rouge ou rose dans cette recette n'ajoute pas seulement des phytonutriments, il donne aussi au smoothie une couleur rose pâle appétissante. Si vous vous servez d'un pamplemousse jaune, vous pouvez compenser en ajoutant deux cuillerées à soupe (30 ml) de jus de canneberge ou de grenade.

NUTRIMENTS DYNAMIQUES / POURCENTAGE DE L'APPORT NUTRITIONNEL RECOMMANDÉ*

Vitamine A	339,8 IU (7 %)
Vitamine B6	0,2 mg (9 %)
Vitamine C	90,4 mg (151 %)
Vitamine E	1,0 mg (5 %)
Magnésium	34,1 mg (9 %)
Manganèse	0,9 mg (47 %)
Sélénium	1,4 mcg (2 %)
Zinc	0,7 mg (5 %)

Le pourcentage de l'apport nutritionnel recommandé est basé sur un régime alimentaire de 2000 calories. Votre valeur quotidienne peut être plus haute ou plus basse, selon vos besoins caloriques.

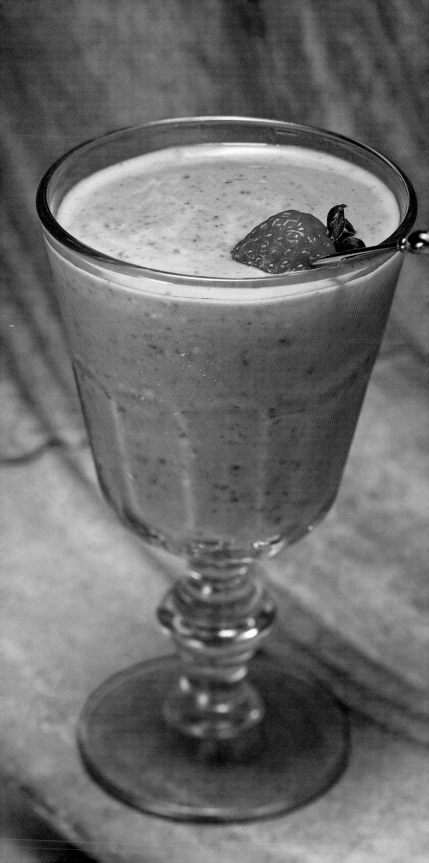

SUBLIME VITAMINE C
SMOOTHIE AUX FRAISES

Si vous préférez des smoothies avec un goût dominant plutôt qu'un mélange de saveurs, cette recette est pour vous. Les fraises ne sont pas seulement une excellente source de vitamine C, mais elles contiennent aussi un taux élevé de pigments d'anthocyanine, qui leur donne cette riche couleur rouge et aide à protéger les structures cellulaires contre les dommages oxydatifs.

1 contenant (8 onces ou 225 ml) de yogourt aux fraises
à faible teneur en gras
3/4 tasse (175 ml) de lait de soya nature
1/2 tasse (120 ml) de tofu soyeux (doux)
1/4 tasse (32 g) de protéines de petit-lait en poudre
1/4 tasse (80 g) de confiture de fraises 100 % fruits
2 tasses (290 g) de fraises surgelées
4 fraises complètes ou en éventail, pour garnir (facultatif)

■ Combinez le yogourt, le lait de soya, le tofu, les protéines de petit-lait en poudre et la confiture de fraises dans un mélangeur ou un mélangeur à smoothie. Mélangez à haute vitesse 20 secondes ou jusqu'à obtention d'une purée lisse. Ajoutez les fraises et mélangez encore à haute vitesse jusqu'à consistance lisse. Servez immédiatement, garni de fraises complètes ou en éventail, si désiré.

■ **DONNE** 4 portions de 1 tasse (235 ml).

■ **ANALYSE NUTRITIONNELLE** Chaque portion d'une tasse fournit 205 calories ; 2 g de gras total ; 1 g de gras saturés ; 11 g de protéines ; 37 g de glucides ; 2 g de fibres alimentaires ; 20 mg de cholestérol.

■ **LE BON TRUC** La saison des fraises peut être très courte dans certaines régions du monde. Pensez à surgeler les petits fruits pour vous assurer d'une ample provision toute l'année. D'abord, équeutez et rincez les fraises, tamponnez-les avec un papier essuie-tout, puis surgelez-les sur une plaque de cuisson (les petits fruits peuvent être surgelés entiers ; les plus gros devraient être tranchés). Une fois surgelées, transférez les fraises dans des sacs en plastique résistants à fermeture. Gardez au congélateur.

NUTRIMENTS DYNAMIQUES / POURCENTAGE DE L'APPORT NUTRITIONNEL RECOMMANDÉ*

Vitamine A	161,8 IU (3 %)
Vitamine B$_6$	0,1 mg (4 %)
Vitamine C	46,7 mg (78 %)
Vitamine E	0,3 mg (2 %)
Magnésium	35,8 mg (9 %)
Manganèse	0,4 mg (19 %)
Sélénium	2,8 mcg (4 %)
Zinc	0,7 mg (4 %)

Le pourcentage de l'apport nutritionnel recommandé est basé sur un régime alimentaire de 2000 calories. Votre valeur quotidienne peut être plus haute ou plus basse, selon vos besoins caloriques.

DÉLI-C-IEUSEMENT GUILLERET
SMOOTHIE À LA PASTÈQUE ET AUX FRAISES

Les tomates ne devraient pas être votre seule source valable de lycopène, un antioxydant dont on a démontré qu'il réduit le risque de maladie cardiaque. Désaltérante et faible en calories, la pastèque est une autre source abondante de ce précieux caroténoïde. Quand la pastèque est associée à deux formes de la fraise, vous obtenez un smoothie riche en vitamine C d'une vive couleur rose et d'une délicieuse saveur fruitée.

2 tasses (300 g) de pastèque épépinée, en dés, très froide
1/2 tasse (120 ml) de tofu soyeux (doux)
1/4 tasse (80 g) de confiture de fraises 100 % fruits
2 cuillerées à soupe (30 g) de pollen d'abeille
1 cuillerée à soupe (15 ml) de jus de citron fraîchement pressé
1 1/2 tasse (220 g) de fraises surgelées
1/2 tasse (70 g) de yogourt à la vanille surgelé
4 quartiers de pastèque ou de fraise en éventail, pour garnir (facultatif)

■ Combinez la pastèque, le tofu, la confiture de fraises, le pollen d'abeille et le jus de citron dans un mélangeur ou un mélangeur à smoothie. Mélangez à haute vitesse 45 secondes ou jusqu'à obtention d'une purée lisse. Ajoutez les fraises et le yogourt surgelé et mélangez encore à haute vitesse jusqu'à consistance lisse. Servez immédiatement, garni de fruits, si désiré.

■ **DONNE** 4 portions de 1 tasse (235 ml).

■ **ANALYSE NUTRITIONNELLE** Chaque portion d'une tasse fournit 171 calories; 2 g de gras total; 1 g de gras saturés; 4 g de protéines; 37 g de glucides; 2 g de fibres alimentaires; 2,5 mg de cholestérol.

■ **LE BON TRUC** Si vous ne pouvez pas trouver de pastèque sans pépins – un des grands succès du génie génétique –, voici une façon facile de les enlever. Coupez la pastèque en dés et mettez la chair dans un robot culinaire muni d'un couteau en métal. Après quelques impulsions marche/arrêt à la position «hacher», les pépins s'enlèveront beaucoup plus facilement.

NUTRIMENTS DYNAMIQUES / POURCENTAGE DE L'APPORT NUTRITIONNEL RECOMMANDÉ*

Vitamine A	358,2 IU (7 %)
Vitamine B$_6$	0,2 mg (9 %)
Vitamine C	47,7 mg (79 %)
Vitamine E	0,9 mg (5 %)
Magnésium	26,8 mg (7 %)
Manganèse	0,3 mg (17 %)
Sélénium	2,7 mcg (4 %)
Zinc	0,7 mg (4 %)

Le pourcentage de l'apport nutritionnel recommandé est basé sur un régime alimentaire de 2000 calories. Votre valeur quotidienne peut être plus haute ou plus basse, selon vos besoins caloriques.

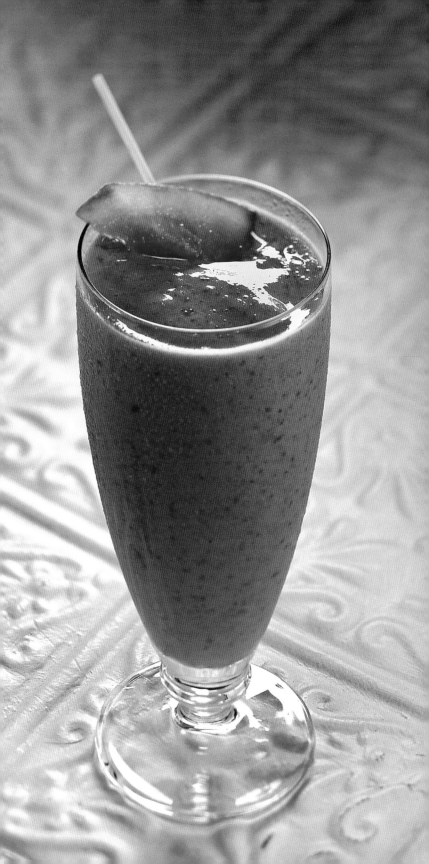

COCKTAIL B$_6$
SMOOTHIE À LA PASTÈQUE ET AUX BLEUETS

La vitamine B$_6$ est nécessaire pour plusieurs réactions métaboliques dans l'organisme, et la pastèque, faible en calories et rafraîchissante, est une bonne source de ce nutriment qui joue aussi un rôle dans la formation de nouvelles cellules. Quand elle est associée aux bleuets à la puissance antioxydante, le résultat est un smoothie léger et délicieux.

1 contenant (8 onces ou 225 g) de yogourt aux bleuets sans gras
1 1/2 tasse (225 g) de pastèque épépinée, en dés, très froide
1/4 tasse (80 g) de confiture de bleuets 100 % fruits
1/4 tasse (32 g) de protéines de petit-lait en poudre
2 cuillerées à soupe (30 g) de pollen d'abeille
2 tasses (290 g) de bleuets surgelés
4 morceaux de pastèque, pour garnir (facultatif)

■ Combinez le yogourt, la pastèque, la confiture de bleuets, les protéines de petit-lait en poudre et le pollen d'abeille dans un mélangeur ou un mélangeur à smoothie. Mélangez à haute vitesse 45 secondes ou jusqu'à obtention d'une purée lisse. Ajoutez les bleuets et mélangez encore à haute vitesse jusqu'à consistance lisse. Servez immédiatement, garni de morceaux de pastèque, si désiré.

■ **DONNE** 4 portions de 1 tasse (235 ml).

■ **ANALYSE NUTRITIONNELLE** Chaque portion d'une tasse fournit 205 calories ; 1 g de gras total ; 1 g de gras saturés ; 12 g de protéines ; 39 g de glucides ; 3 g de fibres alimentaires ; 20 mg de cholestérol.

■ **LE BON TRUC** Il y a désormais des pastèques dorées sur le marché, comme il y a des framboises dorées. Toutefois, la couleur rouge, responsable des traditionnelles pastèques et framboises, contient bon nombre d'antioxydants, dont le lycopène, absent chez les cousins dorés.

NUTRIMENTS DYNAMIQUES / POURCENTAGE DE L'APPORT NUTRITIONNEL RECOMMANDÉ*

Vitamine A	333,5 IU (7 %)
Vitamine B$_6$	0,1 mg (6 %)
Vitamine C	18,2 mg (30 %)
Vitamine E	1,4 mg (7 %)
Magnésium	32,1 mg (8 %)
Manganèse	0,3 mg (16 %)
Sélénium	2,5 mcg (4 %)
Zinc	1,0 mg (7 %)

*Le pourcentage de l'apport nutritionnel recommandé est basé sur un régime alimentaire de 2000 calories. Votre valeur quotidienne peut être plus haute ou plus basse, selon vos besoins caloriques.

LA FILIÈRE BÊTACAROTÈNE
SMOOTHIE ÉPICÉ À LA PASTÈQUE ET À LA MANGUE

Quoique que la pastèque, riche en vitamine B_6, soit rafraîchissante à manger, elle n'a pas la substance pour prendre la vedette dans un smoothie. C'est ici que la mangue, qui dynamise votre système immunitaire avec son bêtacarotène (que votre organisme transforme ensuite en vitamine A), entre en scène. De texture et de saveur plus prononcées, la mangue se mêle merveilleusement à la pastèque dans ce smoothie.

2 tasses (300 g) de pastèque épépinée, en dés, très froide
1/2 tasse de nectar de mangue
1/3 tasse (85 g) de chutney à la mangue
1/4 tasse (32 g) de protéines de petit-lait en poudre
2 cuillerées à soupe (30 ml) d'huile de lin
1 1/2 tasse (210 g) de mangue en cubes, surgelés
4 morceaux de pastèque, pour garnir (facultatif)

▨ Combinez la pastèque, le nectar de mangue, le chutney à la mangue, les protéines de petit-lait en poudre et l'huile de lin dans un mélangeur ou un mélangeur à smoothie. Mélangez à haute vitesse 45 secondes ou jusqu'à obtention d'une purée lisse. Ajoutez les cubes de mangue et mélangez encore à haute vitesse jusqu'à consistance lisse. Servez aussitôt, garni de morceaux de pastèque, si désiré.

▨ **DONNE** 4 portions de 1 tasse (235 ml).

▨ **ANALYSE NUTRITIONNELLE** Chaque portion d'une tasse fournit 178 calories ; 7 g de gras total ; 1 g de gras saturés ; 7,5 g de protéines ; 23,5 g de glucides ; 2 g de fibres alimentaires ; 18 mg de cholestérol.

▨ **LE BON TRUC** Quand vous coupez en dés un fruit juteux comme la mangue ou l'ananas, il est préférable de le faire dans un bol profond plutôt que sur une planche. De cette façon, vous pouvez récupérer tout le jus et l'ajouter dans le récipient du mélangeur avec le fruit.

NUTRIMENTS DYNAMIQUES / POURCENTAGE DE L'APPORT NUTRITIONNEL RECOMMANDÉ*

Vitamine A	3248,2 IU (65 %)
Vitamine B_6	0,1 mg (7 %)
Vitamine C	32,2 mg (54 %)
Vitamine E	2,1 mg (11 %)
Magnésium	19,1 mg (5 %)
Manganèse	0,1 mg (3 %)
Sélénium	0,8 mcg (1 %)
Zinc	0,1 mg (1 %)

Le pourcentage de l'apport nutritionnel recommandé est basé sur un régime alimentaire de 2000 calories. Votre valeur quotidienne peut être plus haute ou plus basse, selon vos besoins caloriques.

SMOOTHIE À LA MANGUE ET À LA BANANE

Les mangues douces et parfumées et les succulentes fraises sont toutes deux d'excellentes sources de vitamine C, un puissant antioxydant dont l'organisme se sert pour combattre l'infection. Dans ce smoothie rose-rouge, elles s'associent à la banane crémeuse, au taux élevé de potassium dont votre corps a besoin pour maintenir une tension artérielle normale.

3/4 tasse (175 ml) de nectar de mangue, très froid
1/2 tasse (120 ml) de tofu soyeux (doux)
1 tasse (145 g) de fraises
1 tasse (175 g) de mangues en dés
1/4 tasse (32 g) de protéines de petit-lait en poudre
2 cuillerées à soupe (30 g) de pollen d'abeille
1 tasse (150 g) de bananes tranchées, surgelées
8 morceaux de mangue, pour garnir (facultatif)

■ Combinez le nectar de mangue, le tofu, les fraises, la mangue, les protéines de petit-lait en poudre et le pollen d'abeille dans un mélangeur ou un mélangeur à smoothie. Mélangez à haute vitesse 45 secondes ou jusqu'à obtention d'une purée lisse. Ajoutez les tranches de banane et mélangez encore à haute vitesse jusqu'à consistance lisse. Servez aussitôt, garni de morceaux de mangue, si désiré.

■ **DONNE** 4 portions de 1 tasse (235 ml).

■ **ANALYSE NUTRITIONNELLE** Chaque portion d'une tasse fournit 184 calories ; 2 g de gras total ; 1 g de gras saturé ; 10 g de protéines ; 35,5 g de glucides ; 3 g de fibres alimentaires ; 18 mg de cholestérol.

■ **LE BON TRUC** Vous pouvez acheter un équeuteur de fraises spécial qui enlève le pédoncule des fruits sans abîmer la chair, mais vous pouvez aussi en improviser un. Une pince à épiler propre ou un pince-notes peuvent remplir la même fonction.

NUTRIMENTS DYNAMIQUES / POURCENTAGE DE L'APPORT NUTRITIONNEL RECOMMANDÉ*

Vitamine A	1808,8 IU (36 %)
Vitamine B6	0,5 mg (23 %)
Vitamine C	48,7 mg (81 %)
Vitamine E	1,3 mg (6 %)
Magnésium	37,1 mg (9 %)
Manganèse	0,3 mg (13 %)
Sélénium	2,7 mcg (4 %)
Zinc	0,7 mg (4 %)

*Le pourcentage de l'apport nutritionnel recommandé est basé sur un régime alimentaire de 2000 calories. Votre valeur quotidienne peut être plus haute ou plus basse, selon vos besoins caloriques.

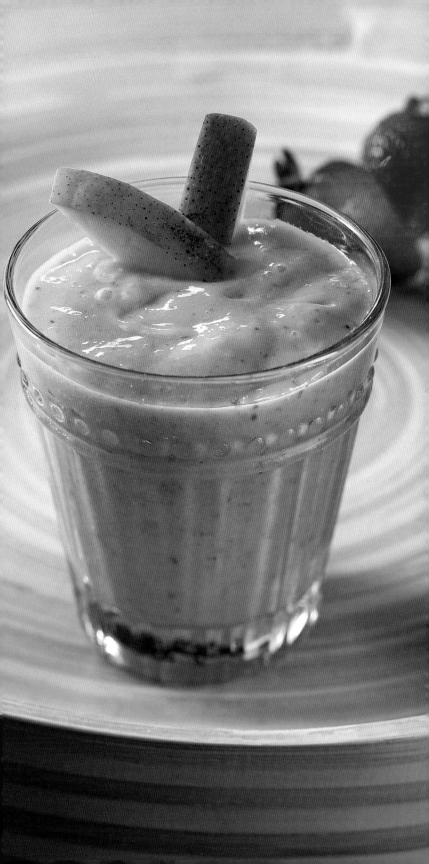

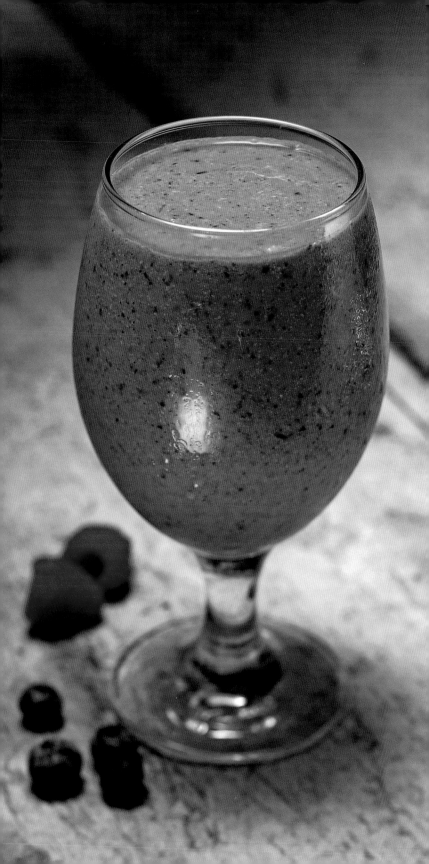

E-XQUIS

SMOOTHIE AU PUNCH PASTEL

La vitamine E, un nutriment clé contenu dans les graines de tournesol crous-tillantes, neutralise les radicaux libres qui, autrement, endommageraient les membranes cellulaires et d'autres structures contenant du gras. Ce smoothie offre aussi un arc-en-ciel santé de fruits sucrés et délicieux.

1 tasse (235 ml) de jus de raisin rouge
1/2 tasse (120 ml) de jus de grenade ou de jus de bleuet et grenade
1/2 tasse (120 ml) de tofu soyeux (doux)
1/2 tasse (112 g) de graines de tournesol écalées
1 contenant (4 onces ou 112 g) de yogourt aux bleuets
  à faible teneur en gras
1 banane moyenne pelée et tranchée
1/2 tasse (75 g) de bleuets surgelés
1/2 tasse (75 g) de framboises surgelées
1/2 tasse (70 g) de yogourt à la vanille surgelé
2 cuillerées à soupe (30 g) de pollen d'abeille
16 bleuets ou framboises enfilés sur 4 brochettes, pour garnir (facultatif)

▨ Combinez le jus de raisin, le jus de grenade, le tofu, les graines de tounesol, le yogourt et la banane dans un mélangeur ou un mélangeur à smoothie. Mélangez à haute vitesse 45 secondes ou jusqu'à obtention d'une purée lisse. Ajoutez les bleuets, les framboises et le yogourt surgelé, et mélangez encore à haute vitesse jusqu'à consistance lisse. Servez aus-sitôt, garni de brochettes de petits fruits, si désiré.

▨ **DONNE** 4 portions de 1 tasse (235 ml).

▨ **ANALYSE NUTRITIONNELLE** Chaque portion d'une tasse fournit 253 calories ; 9 g de gras total ; 1,5 g de gras saturés ; 6 g de protéines ; 39 g de glucides ; 3 g de fibres alimentaires ; 3 mg de cholestérol.

▨ **LE BON TRUC** La vanille, fournie ici par le yogourt surgelé, rehausse la saveur sucrée des fruits. Si vous remplacez la saveur du yogourt à la vanille surgelé par une autre, ajoutez quelques gouttes d'extrait de vanille pur au mélange.

NUTRIMENTS DYNAMIQUES / POURCENTAGE DE L'APPORT NUTRITIONNEL RECOMMANDÉ*

Vitamine A	89,0 IU (2 %)
Vitamine B6	0,4 mg (19 %)
Vitamine C	10,8 mg (18 %)
Vitamine E	8,4 mg (42 %)
Magnésium	46,7 mg (12 %)
Manganèse	0,9 mg (42 %)
Sélénium	14,7 mcg (21 %)
Zinc	1,2 mg (8 %)

*Le pourcentage de l'apport nutritionnel recommandé est basé sur un régime alimentaire de 2000 calories. Votre valeur quotidienne peut être plus haute ou plus basse, selon vos besoins caloriques.

FANT-A-STIQUE
SMOOTHIE ÉPICÉ
PASSIONNÉMENT À LA PÊCHE

Comme tous les aliments à base de soya, le tofu est une bonne source de manganèse, de fer et de sélénium – tous des oligo-éléments indispensables pour dynamiser votre système immunitaire. Il ajoute une texture crémeuse à ce smoothie à base de pêche sous différentes formes, laquelle est une bonne source de vitamine A et de potassium pour votre système immunitaire.

1 contenant (8 onces ou 225 g) de yogourt aux pêches à faible teneur en gras
1/2 tasse (120 ml) de nectar de pêche
1/2 tasse (120 ml) de tofu soyeux (doux)
1/2 tasse (120 ml) de jus d'orange fraîchement pressé
1/4 tasse (80 g) de confiture de pêches 100 % fruits
1/4 tasse (32 g) de protéines de petit-lait en poudre
2 cuillerées à soupe (30 ml) d'huile de lin
2 cuillerées à soupe (30 g) de pollen d'abeille
1 cuillerée à thé (2,5 g) d'épices à tarte aux pommes
2 tasses (340 g) de pêches tranchées
4 tranches de pêche, pour garnir (facultatif)

■ Combinez le yogourt, le nectar de pêche, le tofu, le jus d'orange, la confiture de pêches, les protéines de petit-lait en poudre, l'huile de lin, le pollen d'abeille et l'épice à tarte aux pommes dans un mélangeur ou un mélangeur à smoothie. Mélangez à haute vitesse 45 secondes ou jusqu'à obtention d'une purée lisse. Ajoutez les pêches et mélangez encore à haute vitesse jusqu'à consistance lisse. Servez immédiatement, garni de tranches de pêche, si désiré.

■ **DONNE** 4 portions de 1 tasse (235 ml).

■ **ANALYSE NUTRITIONNELLE** Chaque portion d'une tasse fournit 266 calories ; 8 g de gras total ; 1 g de gras saturés ; 13 g de protéines ; 37 g de glucides ; 2 g de fibres alimentaires ; 19,5 mg de cholestérol.

■ **LE BON TRUC** Les épices pour tarte aux pommes sont un mélange d'épices aromatiques tels le gingembre, le clou de girofle, la cannelle et la muscade. En avoir sous la main est une façon facile et peu coûteuse d'ajouter des saveurs complexes aux desserts aux fruits, mais si vous n'en avez pas, servez-vous de cannelle ou d'un mélange de cannelle et muscade.

NUTRIMENTS DYNAMIQUES / POURCENTAGE DE L'APPORT NUTRITIONNEL RECOMMANDÉ*	
Vitamine A	374,0 IU (7 %)
Vitamine B6	0,1 mg (5 %)
Vitamine C	23,1 mg (39 %)
Vitamine E	2,3 mg (11 %)
Magnésium	32,7 mg (8 %)
Manganèse	0,1 mg (3 %)
Sélénium	2,3 mcg (3 %)
Zinc	1,1 mg (7 %)

Le pourcentage de l'apport nutritionnel recommandé est basé sur un régime alimentaire de 2000 calories. Votre valeur quotidienne peut être plus haute ou plus basse, selon vos besoins caloriques.

OPÉRATION
SMOOTHIE À LA PÊCHE ET AUX FRAMBOISES

Ce smoothie s'inspire du dessert Pêche Melba, ainsi dénommé par le fameux chef Auguste Escoffier en l'honneur de la cantatrice Nellie Melba. Comme le dessert, il associe les pêches, une bonne source de bêtacarotène, aux framboises rouges, vraiment riches en antioxydants.

1 contenant (8 onces ou 225 g) de yogourt aux pêches
   à faible teneur en gras
1/2 tasse (120 ml) de tofu soyeux (doux)
1/4 tasse (80 g) de confiture de pêches 100 % fruits
1/4 tasse (32 g) de protéines de petit-lait en poudre
1/4 tasse (72 g) de graines de tournesol écalées
2 cuillerées à soupe (30 g) de pollen d'abeille
1 tasse (125 g) de framboises
2 tasses (340 g) de pêches tranchées, surgelées
4 tranches de pêche, pour garnir (facultatif)

■ Combinez le yogourt, le tofu, la confiture de pêches, les protéines de petit-lait en poudre, les graines de tournesol, le pollen d'abeille et les framboises dans un mélangeur ou un mélangeur à smoothie. Mélangez à haute vitesse 45 secondes ou jusqu'à obtention d'une purée lisse. Ajoutez les tranches de pêche et mélangez encore à haute vitesse jusqu'à consistance lisse. Servez aussitôt, garni de tranches de pêche, si désiré.

■ **DONNE** 4 portions de 1 tasse (235 ml).

■ **ANALYSE NUTRITIONNELLE** Chaque portion d'une tasse fournit 253 calories; 6 g de gras total; 1 g de gras saturés; 15 g de protéines; 38 g de glucides; 5 g de fibres alimentaires; 20 mg de cholestérol.

■ **LE BON TRUC** Les pêches et les nectarines ont la même saveur et le même contenu nutritionnel; donc, dans les smoothies, elles peuvent être interchangeables, mais il est toujours mieux d'utiliser une nectarine mûre qu'une pêche qui ne l'est pas. Comme les nectarines sont en général la moitié moins grosse qu'une pêche, si un nombre de pêches est donné plutôt qu'une mesure en tasse ou un poids, doublez ce nombre.

NUTRIMENTS DYNAMIQUES / POURCENTAGE DE L'APPORT NUTRITIONNEL RECOMMANDÉ*

Vitamine A	545,0 IU (11 %)
Vitamine B$_6$	0,2 mg (8 %)
Vitamine C	20,2 mg (34 %)
Vitamine E	5,4 mg (27 %)
Magnésium	52,7 mg (13 %)
Manganèse	0,5 mg (24 %)
Sélénium	8,6 mcg (12 %)
Zinc	1,7 mg (11 %)

Le pourcentage de l'apport nutritionnel recommandé est basé sur un régime alimentaire de 2000 calories. Votre valeur quotidienne peut être plus haute ou plus basse, selon vos besoins caloriques.

SMOOTHIE À L'ABRICOT ET À LA PÊCHE

La vive couleur orangée des abricots et des pêches vous indique qu'ils sont tous les deux de bonnes sources de bêtacarotène, qui aide à protéger vos cellules des radicaux libres, et de lycopène, qui peut réduire le taux de cholestérol et aider à prévenir les maladies cardiaques. Les saveurs et les couleurs de ces deux fruits se complètent, comme vous le constaterez en savourant ce smoothie glacé.

1 tasse (235 ml) de nectar d'abricot très froid
1/2 tasse (120 ml) de tofu soyeux (doux)
1/2 tasse (65 g) d'abricots séchés, non sulfurisés
1 1/2 tasse (255 g) de pêches tranchées, surgelées
1/2 tasse (70 g) de yogourt à la vanille surgelé
4 quartiers de pêche, pour garnir (facultatif)

■ Combinez le nectar d'abricot, le tofu et les abricots séchés dans un mélangeur ou un mélangeur à smoothie. Mélangez à haute vitesse 45 secondes ou jusqu'à obtention d'une purée lisse. Ajoutez les pêches tranchées et le yogourt surgelé et mélangez encore à haute vitesse jusqu'à consistance lisse. Servez immédiatement, garni de quartiers de pêche, si désiré.

■ **DONNE** quatre portions de 1 tasse (235 ml).

■ **ANALYSE NUTRITIONNELLE** Chaque portion d'une tasse fournit 180 calories ; 1 g de gras total ; 0 g de gras saturés ; 3 g de protéines ; 43 g de glucides ; 4 g de fibres alimentaires ; 2,5 mg de cholestérol.

■ **LE BON TRUC** La plupart des fruits séchés du commerce ont été vaporisés avec du dioxyde de soufre, un gaz pour la fumigation. Comme ce gaz détruit la plupart des vitamines B naturelles du fruit, assurez-vous d'acheter des fruits séchés non sulfurisés.

NUTRIMENTS DYNAMIQUES / POURCENTAGE DE L'APPORT NUTRITIONNEL RECOMMANDÉ*

Vitamine A	3628,5 IU (73 %)
Vitamine B6	0,1 mg (5 %)
Vitamine C	25,7 mg (43 %)
Vitamine E	0,5 mg (3 %)
Magnésium	27,4 mg (7 %)
Manganèse	0,2 mg (10 %)
Sélénium	2,7 mcg (4 %)
Zinc	0,5 mg (3 %)

Le pourcentage de l'apport nutritionnel recommandé est basé sur un régime alimentaire de 2000 calories. Votre valeur quotidienne peut être plus haute ou plus basse, selon vos besoins caloriques.

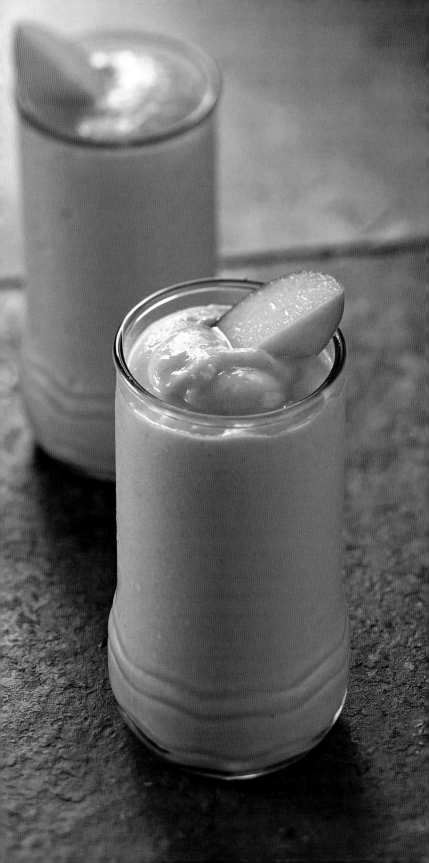

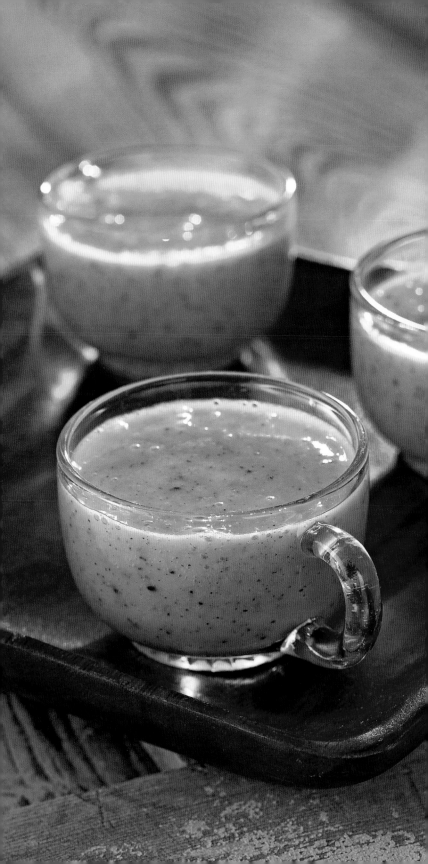

L'ARMÉE VERTE
SMOOTHIE AU KIWI ET AU MELON MIEL

Si vous cherchez des antioxydants, ne cherchez pas plus loin que le kiwi vert vif; il contient un phytonutriment qui aide à protéger l'ADN des cellules humaines des dommages liés à l'oxygène. Qui plus est, c'est une fabuleuse source de vitamine C. Ici, la couleur verte du fruit est rehaussée par le succulent melon miel Honeydew à faibles calories, dans une boisson au goût léger et citronné.

1 contenant (8 onces ou 225 g) de yogourt au citron à faible teneur en gras
$1/2$ tasse (120 ml) de tofu soyeux (doux)
6 kiwis pelés, en dés
1 $1/2$ tasse (255 g) de melon miel Honeydew en dés
$1/4$ tasse (32 g) de protéines de petit-lait en poudre
$1/2$ tasse (75 g) de sorbet au citron
4 tranches de kiwi, pour garnir (facultatif)

■ Combinez le yogourt, le tofu, les kiwis, le melon miel et les protéines de petit-lait en poudre dans un mélangeur ou un mélangeur à smoothie. Mélangez à haute vitesse 45 secondes ou jusqu'à obtention d'une purée lisse. Ajoutez le sorbet au citron et mélangez encore à haute vitesse jusqu'à consistance lisse. Servez immédiatement, garni de tranches de kiwi, si désiré.

■ **DONNE** 4 portions de 1 tasse (235 ml).

■ **ANALYSE NUTRITIONNELLE** Chaque portion d'une tasse fournit 215 calories; 2 g de gras total; 1 g de gras saturés; 11 g de protéines; 41 g de glucides; 4 g de fibres alimentaires; 22 mg de cholestérol.

■ **LE BON TRUC** Si vous ne voulez pas voir les petites graines noires du kiwi dans votre smoothie, réduisez-le en purée, puis passez le fruit pour enlever les graines avant de continuer la recette de smoothie. Au contraire de fruits telle la papaye, les graines du kiwi sont tout à fait comestibles.

NUTRIMENTS DYNAMIQUES / POURCENTAGE DE L'APPORT NUTRITIONNEL RECOMMANDÉ*

Vitamine A	140,7 IU (3 %)
Vitamine B$_6$	0,2 mg (8 %)
Vitamine C	123,2 mg (205 %)
Vitamine E	1,4 mg (7 %)
Magnésium	39,2 mg (10 %)
Manganèse	0,2 mg (9 %)
Sélénium	2,1 mcg (3 %)
Zinc	0,6 mg (4 %)

*Le pourcentage de l'apport nutritionnel recommandé est basé sur un régime alimentaire de 2000 calories. Votre valeur quotidienne peut être plus haute ou plus basse, selon vos besoins caloriques.

DIVIN ADN
SMOOTHIE AU KIWI ET À L'ORANGE

Il n'y a rien d'aussi crucial pour l'organisme que votre ADN personnel. Or, les puissants antioxydants du kiwi sont réputés protéger l'ADN des dommages des radicaux libres. Quand leur taux élevé de vitamine C s'ajoute à celui des oranges, vous avez un délicieux smoothie prêt à écarter tout antigène venant dans votre direction.

2 oranges navel
1 contenant (8 onces ou 225 g) de yogourt au citron à faible teneur en gras
1/2 tasse (120 ml) de tofu soyeux (doux)
6 kiwis pelés, en dés
1/2 tasse (75 g) d'amandes écalées, non mondées
1/4 tasse (32 g) de protéines de petit-lait en poudre
2 cuillerées à soupe (30 g) de pollen d'abeille
3/4 tasse (105 g) de sorbet à l'orange
4 tranches de kiwi, pour garnir (facultatif)

■ Pelez les oranges, puis coupez la peau blanche. Coupez autour des côtés des quartiers afin d'enlever les restes de peau blanche. Coupez en dés de 1/2 pouce (1 cm).

■ Combinez les oranges, le yogourt, le tofu, les kiwis, les amandes, les protéines de petit-lait en poudre et le pollen d'abeille dans un mélangeur ou un mélangeur à smoothie. Mélangez à haute vitesse 45 secondes ou jusqu'à obtention d'une purée lisse. Ajoutez le sorbet à l'orange et mélangez encore à haute vitesse jusqu'à consistance lisse. Servez aussitôt, garni de tranches de kiwi, si désiré.

■ **Donne** 4 portions de 1 tasse (235 ml).

■ **Analyse nutritionnelle** Chaque portion d'une tasse fournit 326 calories ; 9 g de gras total ; 1 g de gras saturés ; 16,5 g de protéines ; 49 g de glucides ; 7 g de fibres alimentaires ; 20 mg de cholestérol.

■ **Le bon truc** Les noix, comme les amandes dans cette recette, sont utilisés comme agent épaississant pour des aliments tels les smoothies et les sauces. Gardez cela en mémoire si vous cuisinez pour quelqu'un qui suit un régime sans gluten parce que les ingrédients épaississants traditionnels, comme la farine, sont interdits.

Nutriments dynamiques / pourcentage de l'apport nutritionnel recommandé*

Vitamine A	452,4 IU (9 %)
Vitamine B6	0,2 mg (9 %)
Vitamine C	168,9 mg (282 %)
Vitamine E	2,8 mg (14 %)
Magnésium	91,6 mg (23 %)
Manganèse	0,5 mg (26 %)
Sélénium	2,9 mcg (4 %)
Zinc	1,7 mg (23 %)

*Le pourcentage de l'apport nutritionnel recommandé est basé sur un régime alimentaire de 2000 calories. Votre valeur quotidienne peut être plus haute ou plus basse, selon vos besoins caloriques.

C POUR COLLAGÈNE
SMOOTHIE AU KIWI ET À L'ANANAS

Le kiwi vert vif autant que l'ananas jaune éclatant sont de bonnes sources de vitamine C anti-infection, réputée être un excellent nutriment pour garder votre organisme en santé pendant que vous vieillissez. La vitamine C est également impliquée dans la production de collagène, que l'on trouve dans le tissu conjonctif, le cartilage, la matrice osseuse, l'ivoire des dents, la peau et les tendons.

1 tasse (235 ml) de lait de soya nature
$1/2$ tasse (120 ml) de jus d'ananas
6 kiwis pelés, en dés
$1/4$ tasse (32 g) de protéines de petit-lait en poudre
2 cuillerées à soupe (30 ml) d'huile de lin
2 tasses (330 g) d'ananas en cubes, surgelés
$1/2$ tasse (70 g) de yogourt à la vanille surgelé
4 tranches de kiwi, pour garnir (facultatif)

■ Combinez le lait de soya, le jus d'ananas, les kiwis, les protéines de petit-lait en poudre et l'huile de lin dans un mélangeur ou un mélangeur à smoothie. Mélangez à haute vitesse 45 secondes ou jusqu'à obtention d'une purée lisse. Ajoutez les cubes d'ananas et le yogourt à la vanille et mélangez encore à haute vitesse jusqu'à consistance lisse. Servez aussitôt, garni de tranches de kiwi, si désiré.

■ **DONNE** 4 portions de 1 tasse (235 ml).

■ **ANALYSE NUTRITIONNELLE** Chaque portion d'une tasse fournit 264 calories ; 9 g de gras total ; 1 g de gras saturés ; 11 g de protéines ; 38 g de glucides ; 5 g de fibres alimentaires ; 21 mg de cholestérol.

■ **LE BON TRUC** Si vous ne voulez pas perdre la chair juteuse de l'ananas en la coupant trop profondément, vous vous retrouvez avec des « yeux d'écorce » pointillant la chair du fruit. Pour extraire facilement ces « yeux », servez-vous du bout d'un couteau à parer ; en exécutant un mouvement circulaire, ils sortiront facilement.

NUTRIMENTS DYNAMIQUES / POURCENTAGE DE L'APPORT NUTRITIONNEL RECOMMANDÉ*

Vitamine A	395,2 IU (8 %)
Vitamine B_6	0,2 mg (9 %)
Vitamine C	136,7 mg (228 %)
Vitamine E	2,5 mg (13 %)
Magnésium	46,5 mg (12 %)
Manganèse	1,4 mg (69 %)
Sélénium	0,4 mcg (1 %)
Zinc	0,4 mg (3 %)

*Le pourcentage de l'apport nutritionnel recommandé est basé sur un régime alimentaire de 2000 calories. Votre valeur quotidienne peut être plus haute ou plus basse, selon vos besoins caloriques

SMOOTHIE AUX AGRUMES ET AU THÉ VERT

Le thé vert contient un antigène qui n'active pas pleinement les lympho-cytes T, mais les garde sur un pied d'alerte afin que, lorsque les bactéries débarquent, les cellules soient prêtes à riposter. Un autre avantage de ce smoothie vient de ce que la grande quantité de vitamine C des agrumes augmente le taux d'antioxydants.

4 oranges navel
2 gros pamplemousses rouges ou roses
1/4 tasse (80 g) de marmelade d'oranges 100 % fruits
2 cuillerées à soupe (30 ml) d'huile de lin
2 cuillerées à soupe (30 g) de pollen d'abeille
8 cubes de thé vert surgelés
4 tranches ou 4 zestes d'orange, pour garnir (facultatif)

■ Pelez les oranges et les pamplemousses, puis coupez la peau blanche. Coupez autour des côtés des quartiers afin d'enlever les restes de peau blanche. Coupez en dés de 1/2 pouce (1 cm).

■ Combinez les oranges, les pamplemousses, la marmelade d'oranges, l'huile de lin et le pollen d'abeille dans un mélangeur ou un mélangeur à smoothie. Mélangez à haute vitesse 45 secondes ou jusqu'à obtention d'une purée lisse. Ajoutez le thé surgelé et mélangez encore à haute vitesse jusqu'à consistance lisse. Servez immédiatement, garni de tranches ou de zestes d'orange, si désiré.

■ **DONNE** 4 portions de 1 tasse (235 ml).

■ **ANALYSE NUTRITIONNELLE** Chaque portion d'une tasse fournit 237 calories ; 7 g de gras total ; 1 g de gras saturés ; 4 g de protéines ; 43,5 g de glucides ; 2 g de fibres alimentaires ; 0 mg de cholestérol.

■ **LE BON TRUC** Alors qu'il pourrait être tentant de peler à l'avance les agrumes pour faire un smoothie à l'heure du lunch, résistez à la tentation. Un agrume commence à perdre sa vitamine C dès qu'il est exposé à l'air, ou presque ; donc, la valeur nutritive diminue si le fruit reste en attente plus de quelques minutes.

NUTRIMENTS DYNAMIQUES / POURCENTAGE DE L'APPORT NUTRITIONNEL RECOMMANDÉ*

Vitamine A	584,0 IU (12 %)
Vitamine B6	0,2 mg (9 %)
Vitamine C	130,7 mg (218 %)
Vitamine E	2,0 mg (10 %)
Magnésium	28,1 mg (7 %)
Manganèse	0,05 mg (3 %)
Sélénium	1,8 mcg (3 %)
Zinc	0,6 mg (7 %)

Le pourcentage de l'apport nutritionnel recommandé est basé sur un régime alimentaire de 2000 calories. Votre valeur quotidienne peut être plus haute ou plus basse, selon vos besoins caloriques.

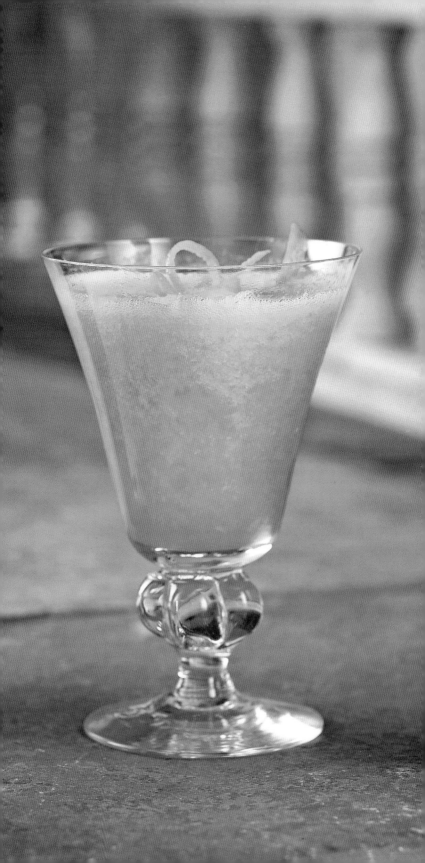

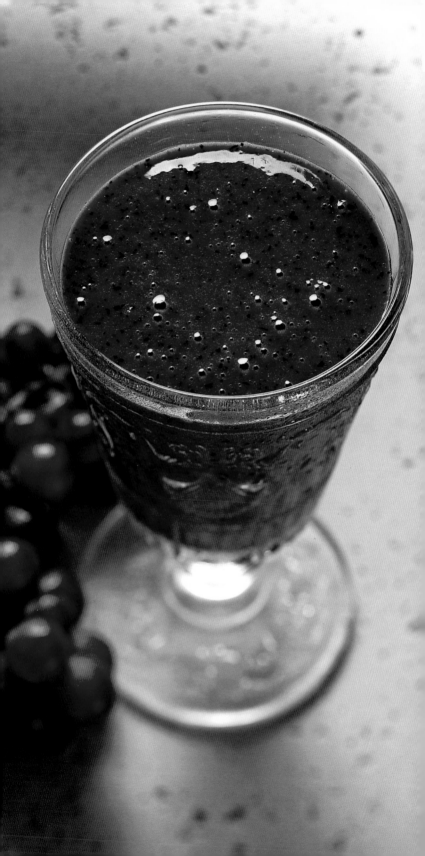

ÉLOGE DU RESVÉRATROL
SMOOTHIE AUX RAISINS ET AUX BLEUETS

Les flavonoïdes, qui donnent aux raisins et aux bleuets leur couleur vibrante, sont des phytonutriments extrêmement utiles pour l'organisme. Les raisins, autant que les bleuets, les arachides et le vin rouge, contiennent du resvératrol, un antioxydant qui peut aider à réduire le risque de maladies cardiaques.

1 tasse (235 ml) de jus de raisin rouge, très froid
1/2 tasse (120 ml) de tofu soyeux (doux)
1/4 tasse (32 g) de protéines de petit-lait en poudre
2 cuillerées à soupe (40 g) de gelée de raisin 100 % fruits
1 1/2 tasse (220 g) de bleuets
1 1/2 tasse (240 g) de raisins rouges épépinés, surgelés
12 raisins rouges épépinés, enfilés sur quatre cure-dents,
    pour garnir (facultatif)

■ Combinez le jus de raisin, le tofu, les protéines de petit-lait en poudre, la gelée de raisin et les bleuets dans un mélangeur ou un mélangeur à smoothie. Mélangez à haute vitesse 45 secondes ou jusqu'à obtention d'une purée lisse. Ajoutez les raisins et mélangez encore à haute vitesse jusqu'à consistance lisse. Servez immédiatement, garni de brochettes de raisins, si désiré.

■ **DONNE** 4 portions de 1 tasse (235 ml).

■ **ANALYSE NUTRITIONNELLE** Chaque portion d'une tasse fournit 181 calories ; 1 g de gras total ; 0 g de gras saturés ; 8 g de protéines ; 37 g de glucides ; 2 g de fibres alimentaires ; 18 mg de cholestérol.

■ **LE BON TRUC** Les raisins surgelés sont les meilleurs glaçons naturels. Contrairement à la plupart des fruits qui donnent leur goût à quelques boissons qu'ils rafraîchissent, le jus des raisins surgelés demeure dans la peau. Après que les raisins ont dégelé et que vous avez apprécié votre boisson, croquez les raisins pour satisfaire à votre exigence de fruits quotidienne.

NUTRIMENTS DYNAMIQUES / POURCENTAGE DE L'APPORT NUTRITIONNEL RECOMMANDÉ*

Vitamine A	120,7 IU (2 %)
Vitamine B_6	0,1 mg (7 %)
Vitamine C	13,7 mg (23 %)
Vitamine E	1,0 mg (5 %)
Magnésium	20,6 mg (5 %)
Manganèse	0,5 mg (3 %)
Sélénium	2,3 mcg (3 %)
Zinc	0,2 mg (1 %)

Le pourcentage de l'apport nutritionnel recommandé est basé sur un régime alimentaire de 2000 calories. Votre valeur quotidienne peut être plus haute ou plus basse, selon vos besoins caloriques.

DOUBLE DOSE D'ANTIOXYDANTS
SMOOTHIE AUX RAISINS ET AU KIWI

Les raisins ne sont pas seulement une importante source de manganèse stimulant le système immunitaire, mais leur peau contient du resvératrol, un puissant antioxydant. Donc, quand vous associez les raisins au kiwi – un meneur en contenu de vitamine C –, votre système immunitaire reçoit une double dose.

1 tasse (235 ml) de jus de raisin vert, très froid
$\frac{1}{2}$ tasse (120 ml) de tofu soyeux (doux)
6 kiwis pelés, en dés
$\frac{1}{4}$ tasse (32 g) de protéines de petit-lait en poudre
2 tasses (320 g) de raisins verts, surgelés
4 tranches de kiwi, pour garnir (facultatif)

■ Combinez le jus de raisin, le tofu, le kiwi et les protéines de petit-lait en poudre dans un mélangeur ou un mélangeur à smoothie. Mélangez à haute vitesse 45 secondes ou jusqu'à obtention d'une purée lisse. Ajoutez les raisins et mélangez encore à haute vitesse jusqu'à consistance lisse. Servez immédiatement, garni de tranches de kiwi, si désiré.

■ **DONNE** 4 portions de 1 tasse (235 ml).

■ **ANALYSE NUTRITIONNELLE** Chaque portion d'une tasse fournit 208 calories ; 2 g de gras total ; 0,5 g de gras saturés ; 9 g de protéines ; 43 g de glucides ; 5 g de fibres alimentaires ; 18 mg de cholestérol.

■ **LE BON TRUC** Pour faire un smoothie, avoir de belles tranches de kiwi n'est pas pertinent ; voici une façon facile de les préparer pour le mélange. Coupez chaque fruit en deux et servez-vous d'une cuillerée à pample-mousse pour en retirer la chair, ne laissant que la coquille de peau brune. Vous trouverez ce procédé plus rapide que de peler le fruit poilu.

NUTRIMENTS DYNAMIQUES / POURCENTAGE DE L'APPORT NUTRITIONNEL RECOMMANDÉ*

Vitamine A . . . . 278,8 IU (6 %)
Vitamine B$_6$ . . . . 0,1 mg (7 %)
Vitamine C . . . . 94,2 mg (157 %)
Vitamine E . . . . 1,8 mg (9 %)
Magnésium . . . . 52,7 mg (13 %)
Manganèse . . . . 0,33 mg (17 %)
Sélénium . . . . 2,5 mcg (4 %)
Zinc . . . . 0,2 mg (1 %)

Le pourcentage de l'apport nutritionnel recommandé est basé sur un régime alimentaire de 2000 calories. Votre valeur quotidienne peut être plus haute ou plus basse, selon vos besoins caloriques.

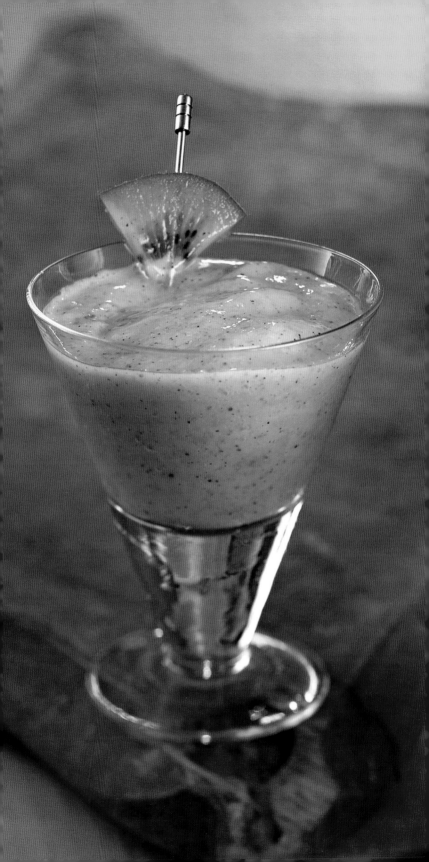

DÉLICES DE POLYPHÉNOLS

SMOOTHIE AUX PRUNES ET AUX RAISINS

La peau et la chair pourpres des prunes sont remplies de polyphénols anti-oxydants, et leurs saveur et couleur se mêlent magnifiquement à celles des raisins rouges et du jus de raisin rouge. Les raisins rouges sont une excellente source de resvératrol, réputé réduire les risques de maladie cardiaque et de cancer.

1 tasse (235 ml) de jus de raisin rouge, très froid
½ tasse (120 ml) de tofu soyeux (doux)
2 cuillerées à soupe (40 g) de gelée de raisin 100 % fruits
¼ tasse (32 g) de protéines de petit-lait en poudre
2 cuillerées à soupe (30 g) de pollen d'abeille
2 tasses (450 g) de prunes en dés
1 ½ tasse (240 g) de raisins rouges épépinés, surgelés
4 quartiers de prune, pour garnir (facultatif)

■ Combinez le jus de raisin, le tofu, la gelée de raisin, les protéines de petit-lait en poudre, le pollen d'abeille et les prunes dans un mélangeur ou un mélangeur à smoothie. Mélangez à haute vitesse 45 secondes ou jusqu'à obtention d'une purée et lisse. Ajoutez les raisins et mélangez encore à haute vitesse jusqu'à consistance lisse. Servez immédiatement, garni de quartiers de prune, si désiré.

■ **DONNE** 4 portions de 1 tasse (235 ml).

■ **ANALYSE NUTRITIONNELLE** Chaque portion d'une tasse fournit 192 calories ; 2 g de gras total ; 1 g de gras saturés ; 11 g de protéines ; 35 g de glucides ; 2 g de fibres alimentaires ; 18 mg de cholestérol.

■ **LE BON TRUC** Les prunes sont une espèce dont le fruit varie grande-ment en taille et en couleur. La « grosseur moyenne » d'une prune est d'en-viron 2 ½ pouces (6,5 cm) de diamètre. Comme cette recette demande une mesure volume/poids, servez-vous de cette grosseur comme guide pour les prunes, en général. Et si vous avez des petites prunes italiennes, utilisez 1 ½ prune pour chaque prune spécifiée.

NUTRIMENTS DYNAMIQUES / POURCENTAGE DE L'APPORT NUTRITIONNEL RECOMMANDÉ*

Vitamine A	321,0 IU (6 %)
Vitamine B$_6$	0,1 mg (7 %)
Vitamine C	13,1 mg (22 %)
Vitamine E	1,4 mg (7 %)
Magnésium	26,7 mg (7 %)
Manganèse	0,3 mg (15 %)
Sélénium	0,1 mcg (0 %)
Zinc	0,7 mg (4 %)

*Le pourcentage de l'apport nutritionnel recommandé est basé sur un régime alimentaire de 2000 calories. Votre valeur quotidienne peut être plus haute ou plus basse, selon vos besoins caloriques.

SPLENDIDES SAPONINES
SMOOTHIE AUX RAISINS ET À LA MANGUE

Raisins rouges, cédez la place : les raisins verts sont aussi des fruits bons pour le cœur. Ils contiennent des composés de flavonoïdes incluant la quercétine, qui peut réduire le risque d'athérosclérose. Ils contiennent aussi des saponines qui peuvent aider à réduire la réabsorption de cholestérol. Associés à la mangue, à forte teneur en vitamine C et en bêtacarotène, le smoothie qui en résulte gardera votre système immunitaire en pleine forme.

1/2 tasse (120 ml) de jus de raisin vert, très froid
1/2 tasse (120 ml) de nectar de mangue, très froid
1/2 tasse (120 ml) de tofu soyeux (doux)
1/4 tasse (32 g) de protéines de petit-lait en poudre
2 cuillerées à soupe (30 g) de pollen d'abeille
1 1/2 tasse (265 g) de mangues en dés
1 1/2 tasse (240 g) de raisins verts épépinés, surgelés
4 morceaux de mangue, pour garnir (facultatif)

■ Combinez le jus de raisin, le nectar de mangue, le tofu, les protéines de petit-lait en poudre, le pollen d'abeille et les mangues dans un mélangeur ou un mélangeur à smoothie. Mélangez à haute vitesse 45 secondes ou jusqu'à obtention d'une purée lisse. Ajoutez les raisins et mélangez encore à haute vitesse jusqu'à consistance lisse. Servez aussitôt, garni de morceaux de mangue, si désiré.

■ **DONNE** 4 portions de 1 tasse (235 ml).

■ **ANALYSE NUTRITIONNELLE** Chaque portion d'une tasse fournit 172 calories ; 2 g de gras total ; 1 g de gras saturés ; 11 g de protéines ; 31 g de glucides ; 2 g de fibres alimentaires ; 18 mg de cholestérol.

■ **LE BON TRUC** Il est maintenant facile de trouver des raisins sans pépins sur le marché ; la modification génétique de ces espèces a été une grande percée scientifique. Si, par erreur, vous achetez des raisins avec pépins, il serait important de les enlever, car ils donneraient au smoothie un arrière-goût amer et une texture désagréable.

NUTRIMENTS DYNAMIQUES / POURCENTAGE DE L'APPORT NUTRITIONNEL RECOMMANDÉ*

Vitamine A	2454,5 IU	(49 %)
Vitamine B$_6$	0,2 mg	(9 %)
Vitamine C	39,1 mg	(65 %)
Vitamine E	1,6 mg	(8 %)
Magnésium	25,1 mg	(6 %)
Manganèse	0,1 mg	(4 %)
Sélénium	0,4 mcg	(1 %)
Zinc	0,6 mg	(4 %)

*Le pourcentage de l'apport nutritionnel recommandé est basé sur un régime alimentaire de 2000 calories. Votre valeur quotidienne peut être plus haute ou plus basse, selon vos besoins caloriques.

SMOOTHIE À LA MANGUE ET AUX FRAMBOISES

Les framboises sont une excellente source de manganèse, un minéral important qui active les enzymes responsables de l'utilisation d'autres nutriments clés pour dynamiser votre système immunitaire. Associer la saveur succulente des framboises à la richesse aromatique de la mangue, au taux élevé de vitamine C antioxydante, est une idée géniale.

1 contenant (8 onces ou 225 g) de yogourt aux framboises
à faible teneur en gras
1/2 tasse (120 ml) de nectar de mangue très froid
3/4 tasse (95 g) de framboises
1/4 tasse (32 g) de protéines de petit-lait en poudre
2 cuillerées à soupe (30 g) de pollen d'abeille
1 1/2 tasse (250 g) de mangues tranchées, surgelées
1/2 tasse (70 g) de sorbet aux framboises
4 tranches de pêche ou de mangue, pour garnir (facultatif)

■ Combinez le yogourt, le nectar de mangue, les framboises, les protéines de petit-lait en poudre et le pollen d'abeille dans un mélangeur ou un mélangeur à smoothie. Mélangez à haute vitesse 45 secondes ou jusqu'à obtention d'une purée lisse. Ajoutez les mangues tranchées et le sorbet et mélangez encore à haute vitesse jusqu'à consistance lisse. Servez aussitôt, garni de tranches de pêche ou de mangue, si désiré.

■ **DONNE** 4 portions de 1 tasse (235 ml).

■ **ANALYSE NUTRITIONNELLE** Chaque portion d'une tasse fournit 199 calories; 2 g de gras total; 1 g de gras saturés; 11 g de protéines; 37 g de glucides; 3 g de fibres alimentaires; 22 mg de cholestérol.

■ **LE BON TRUC** Les mangues sont parfumées, sucrées et succulentes lorsqu'elles sont mûres, et incroyablement amères quand elles ne le sont pas; une mangue dure peut mettre une semaine à mûrir. Quoique le profil nutritionnel sera altéré quelque peu, vous pouvez remplacer une mangue non mûre par une papaye qui l'est dans toute recette.

NUTRIMENTS DYNAMIQUES / POURCENTAGE DE L'APPORT NUTRITIONNEL RECOMMANDÉ*

Vitamine A	1557,7 IU (51 %)
Vitamine B6	0,2 mg (8 %)
Vitamine C	32,9 mg (55 %)
Vitamine E	1,4 mg (7 %)
Magnésium	18,3 mg (5 %)
Manganèse	0,3 mg (12 %)
Sélénium	0,5 mcg (1 %)
Zinc	0,5 mg (4 %)

Le pourcentage de l'apport nutritionnel recommandé est basé sur un régime alimentaire de 2000 calories. Votre valeur quotidienne peut être plus haute ou plus basse, selon vos besoins caloriques.

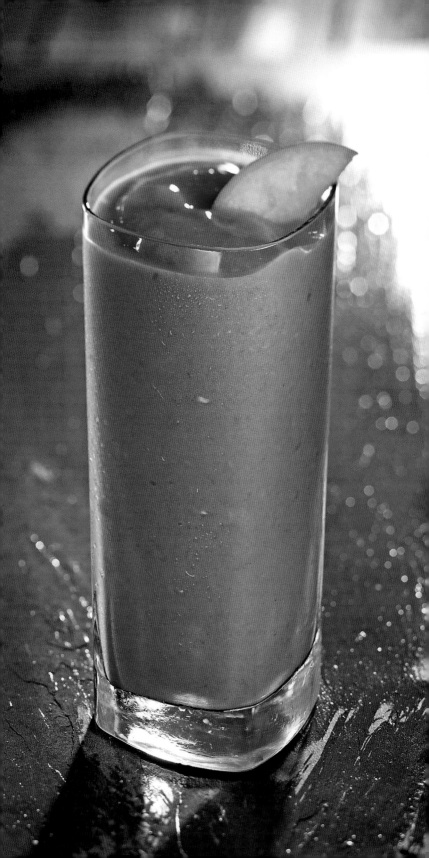

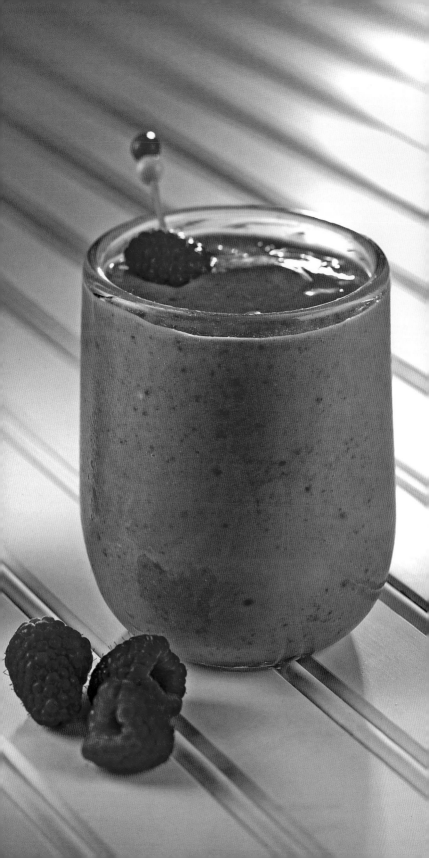

SMOOTHIE AUX FRAMBOISES ET À LA BANANE

Plusieurs boutiques d'aliments santé vendent de l'acide ellagique aux propriétés antivirales, antibactériennes et anticancéreuses, mais les framboises sont une source naturellement délicieuse dans laquelle puiser ce puissant phytonutriment antioxydant. De plus, les flavonoïdes, qui donnent aux framboises leur couleur rouge, dynamisent votre système immunitaire. Enfin, les framboises et les bananes sont toutes les deux de bonnes sources de fibres.

1 contenant (8 onces ou 225 g) de yogourt aux framboises à faible teneur en gras
1/2 tasse (120 ml) de tofu soyeux (doux)
1/4 tasse (80 g) de confiture de framboises 100 % fruits
1/4 tasse (32 g) de protéines de petit-lait en poudre
2 cuillerées à soupe (30 g) de pollen d'abeille
2 tasses (300 g) de bananes tranchées
1 1/2 tasse (190 g) de framboises surgelées
12 framboises enfilées sur 4 cure-dents, pour garnir (facultatif)

■ Combinez le yogourt, le tofu, la confiture de framboises, les protéines de petit-lait en poudre, le pollen d'abeille et les bananes dans un mélangeur ou un mélangeur à smoothie. Mélangez à haute vitesse 45 secondes ou jusqu'à obtention d'une purée lisse. Ajoutez les framboises et mélangez encore à haute vitesse jusqu'à consistance lisse. Servez aussitôt, garni de brochettes de framboises, si désiré.

■ **DONNE** 4 portions de 1 tasse (235 ml).

■ **ANALYSE NUTRITIONNELLE** Chaque portion d'une tasse fournit 300 calories ; 2 g de gras total ; 1 g de gras saturés ; 13 g de protéines ; 61 g de glucides ; 5 g de fibres alimentaires ; 22 mg de cholestérol.

■ **LE BON TRUC** La meilleure façon de rincer des baies délicates comme les framboises et les mûres est de les mettre dans un bol d'eau froide, de les faire tournoyer délicatement et de les retirer avec une cuillerée à égoutter. Mettre les petits fruits dans une passoire sous l'eau courante peut les meurtrir.

NUTRIMENTS DYNAMIQUES / POURCENTAGE DE L'APPORT NUTRITIONNEL RECOMMANDÉ*

Vitamine A	168,5 IU	(3 %)
Vitamine B6	0,8 mg	(38 %)
Vitamine C	28,3 mg	(47 %)
Vitamine E	1,1 mg	(6 %)
Magnésium	53,5 mg	(13 %)
Manganèse	0,7 mg	(35 %)
Sélénium	3,6 mcg	(5 %)
Zinc	0,9 mg	(6 %)

Le pourcentage de l'apport nutritionnel recommandé est basé sur un régime alimentaire de 2000 calories. Votre valeur quotidienne peut être plus haute ou plus basse, selon vos besoins caloriques.

UN AMOUR DE LYCOPÈNE
SMOOTHIE À L'ABRICOT ET AUX AMANDES

Il n'y a pas que les tomates qui peuvent offrir les vertus du puissant lyco-pène antioxydant dans votre alimentation ; les abricots riches en vitamine A en sont aussi une excellente source. Dans ce smoothie, la vibrante saveur et la couleur orange vif du fruit sont juxtaposées à celles des délicates aman-des, tous deux riches en vitamine E et en manganèse.

1 contenant (8 onces ou 225 g) de yogourt aux pêches à faible teneur en gras
1/2 tasse (120 ml) de tofu soyeux (doux)
1/2 tasse (120 ml) de nectar d'abricot
3/4 tasse (95 g) d'abricots séchés, en dés
1/2 tasse (75 g) d'amandes écalées, non mondées
1/4 tasse (32 g) de protéines de petit-lait en poudre
2 cuillerées à soupe (30 g) de pollen d'abeille
1/2 cuillerée à thé (2,5 ml) d'extrait d'amande pur
2 tasses (330 g) d'abricots tranchés, surgelés
4 tranches d'abricot, pour garnir (facultatif)

◾ Combinez le yogourt, le tofu, le nectar d'abricot, les abricots secs, les amandes, les protéines de petit-lait en poudre, le pollen d'abeille et l'ex-trait d'amande dans un mélangeur ou un mélangeur à smoothie. Mélangez à haute vitesse 45 secondes ou jusqu'à obtention d'une purée lisse. Ajou-tez les tranches d'abricot et mélangez encore à haute vitesse jusqu'à con-sistance lisse. Servez aussitôt, garni de tranches d'abricot, si désiré.

◾ **DONNE** 4 portions de 1 tasse (235 ml).

◾ **ANALYSE NUTRITIONNELLE** Chaque portion d'une tasse fournit 355 calo-ries ; 9 g de gras total ; 1 g de gras saturé ; 18 g de protéines ; 57 g de glu-cides ; 8 g de fibres alimentaires ; 20 mg de cholestérol.

◾ **LE BON TRUC** Les abricots frais et mûrs sont aussi une bonne source de fibres alimentaires parce qu'il n'y a aucune raison de peler la mince peau. Pour surgeler des abricots pour vos smoothies ou vos gâteaux d'hiver, il vaut mieux les couper en tranches ou en cubes pas plus gros que 1 pouce.

NUTRIMENTS DYNAMIQUES / POURCENTAGE DE L'APPORT NUTRITIONNEL RECOMMANDÉ*

Vitamine A	6114,6 IU (122 %)
Vitamine B$_6$	0,2 mg (12 %)
Vitamine C	30,1 mg (50 %)
Vitamine E	2,1 mg (10 %)
Magnésium	85,2 mg (21 %)
Manganèse	1,0 mg (50 %)
Sélénium	3,9 mcg (6 %)
Zinc	1,8 mg (21 %)

*Le pourcentage de l'apport nutritionnel recommandé est basé sur un régime alimentaire de 2000 calories. Votre valeur quotidienne peut être plus haute ou plus basse, selon vos besoins caloriques.

LUTTE ANTI-INFLAMMATOIRE
SMOOTHIE À L'ABRICOT ET AUX MÛRES

Les saveurs vives de l'abricot et des mûres s'associent magnifiquement dans ce délicieux smoothie. Les mûres sont une excellente source de flavonoïdes, qui réduisent l'inflammation dans l'organisme tout en étant aussi antiviraux, et les abricots ajoutent leur propre pouvoir antioxydant.

1 tasse (235 ml) de nectar d'abricot
$1/2$ tasse (120 ml) de tofu soyeux (doux)
$1/2$ tasse (65 g) d'abricots séchés, en dés
2 abricots mûrs, dénoyautés et en dés
$1/4$ tasse (32 g) de protéines de petit-lait en poudre
2 cuillerées à soupe (30 g) de pollen d'abeille
2 cuillerées à soupe (30 ml) d'huile de lin
2 tasses (290 g) de mûres, surgelées
$1/2$ tasse (70 g) de sorbet au citron
4 quartiers d'abricot, pour garnir (facultatif)

■ Combinez le nectar d'abricot, le tofu, les abricots séchés, les abricots frais, les protéines de petit-lait en poudre, le pollen d'abeille et l'huile de lin dans un mélangeur ou un mélangeur à smoothie. Mélangez à haute vitesse 45 secondes ou jusqu'à obtention d'une purée lisse. Ajoutez les mûres et le sorbet au citron, et mélangez encore à haute vitesse jusqu'à consistance lisse. Servez immédiatement, garni de quartiers d'abricot, si désiré.

■ **DONNE** 4 portions de 1 tasse (235 ml).

■ **ANALYSE NUTRITIONNELLE** Chaque portion d'une tasse fournit 307 calories ; 8 g de gras total ; 1 g de gras saturés ; 13 g de protéines ; 51 g de glucides ; 8 g de fibres alimentaires ; 18 mg de cholestérol.

■ **LE BON TRUC** Les gens qui souffrent de douleurs intestinales, spécialement de diverticulite, se font fréquemment dire d'éliminer les noix et les graines de leur alimentation. Pour éviter l'abondance de graines, recherchez des petits fruits comme les mûres ou les framboises et réduisez-les en purée dans un robot culinaire, puis passez la purée pour éliminer les graines. Toutefois, ne les mettez pas dans un mélangeur, parce que les graines seraient réduites en trop petits fragments pour être enlevés.

NUTRIMENTS DYNAMIQUES / POURCENTAGE DE L'APPORT NUTRITIONNEL RECOMMANDÉ*

Vitamine A	3912,1 IU (78 %)
Vitamine B_6	0,1 mg (6 %)
Vitamine C	37,3 mg (62 %)
Vitamine E	2,6 mg (13 %)
Magnésium	40,7 mg (10 %)
Manganèse	0,6 mg (29 %)
Sélénium	1,2 mcg (2 %)
Zinc	1,1 mg (7 %)

Le pourcentage de l'apport nutritionnel recommandé est basé sur un régime alimentaire de 2000 calories. Votre valeur quotidienne peut être plus haute ou plus basse, selon vos besoins caloriques.

LES YEUX BRILLANTS
SMOOTHIE TOUT ABRICOT

Le bêtacarotène que votre organisme transforme en vitamine A est important pour réguler votre système immunitaire, tout comme il aide la peau et les muqueuses dans leur fonction de ligne de défense anti-bactéries. La vitamine A est aussi cruciale pour maintenir l'acuité visuelle, car elle contribue à la bonne la santé des membranes internes de l'œil. Les abricots sont une excellente source de vitamine A et, quand trois différentes formes de ce fruit orange vif sont combinées dans un smoothie, leur saveur succulente est amplifiée.

1 tasse (235 ml) de nectar d'abricot très froid
½ tasse (120 ml) de tofu soyeux (doux)
1 tasse (175 g) de moitiés d'abricots séchés, en dés, fermement tassées
¼ tasse (32 g) de protéines de petit-lait en poudre
1 ½ tasse (250 g) d'abricots tranchés, surgelés
½ tasse (70 g) de yogourt à la vanille surgelé
4 tranches d'abricot, pour garnir (facultatif)

▣ Combinez le nectar d'abricot, le tofu, les abricots séchés et les protéines de petit-lait en poudre dans un mélangeur ou un mélangeur à smoothie. Mélangez à haute vitesse 45 secondes ou jusqu'à obtention d'une purée lisse. Ajoutez les abricots et le yogourt surgelé, et mélangez encore à haute vitesse jusqu'à consistance lisse. Servez immédiatement, garni de tranches d'abricot, si désiré.

▣ **Donne** 4 portions de 1 tasse (235 ml).

▣ **Analyse nutritionnelle** Chaque portion d'une tasse fournit 256 calories; 2 g de gras total; 1 g de gras saturés; 11 g de protéines; 54 g de glucides; 6 g de fibres alimentaires; 21 mg de cholestérol.

▣ **Le bon truc** La peau des abricots est si mince qu'il est inutile de les peler. Mais vous devriez bien les rincer avant d'enlever le noyau; la peau duveteuse peut receler des impuretés qui subsistent de la cueillette et du transport.

Nutriments dynamiques / pourcentage de l'apport nutritionnel recommandé*

Vitamine A	6678,9 IU (134 %)
Vitamine B6	0,2 mg (8 %)
Vitamine C	11,6 mg (19 %)
Vitamine E	0,9 mg (5 %)
Magnésium	39,2 mg (10 %)
Manganèse	0,3 mg (14 %)
Sélénium	3,0 mcg (4 %)
Zinc	0,7 mg (5 %)

Le pourcentage de l'apport nutritionnel recommandé est basé sur un régime alimentaire de 2000 calories. Votre valeur quotidienne peut être plus haute ou plus basse, selon vos besoins caloriques.

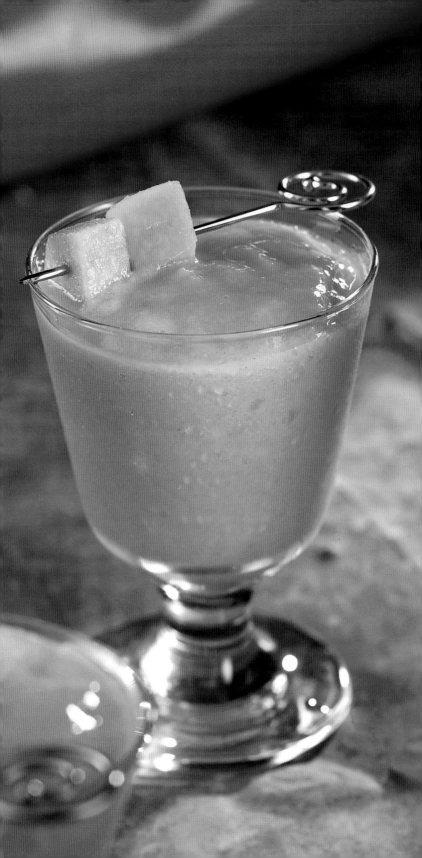

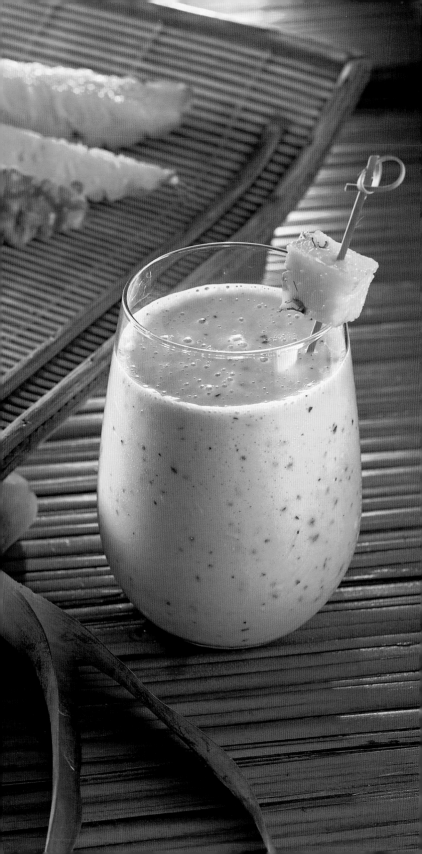

PHÉNOLS À LA CARTE
SMOOTHIE À L'ANANAS ET À LA PRUNE

Les prunes et leur forme séchée, les pruneaux, ont un taux élevé de phytonu-triments, classés comme des phénols, et donnent du tonus antioxydant à votre organisme. De plus, ils contiennent du fer plus rapidement assimilé quand il est pris avec de la vitamine C, nutriment fourni par l'ananas.

1 contenant (8 onces ou 225 g) de yogourt nature à faible teneur en gras
1/2 tasse (120 ml) de tofu soyeux (doux)
1 1/2 tasse (235 g) d'ananas en dés
1/4 tasse (32 g) de protéines de petit-lait en poudre
2 cuillerées à soupe (30 g) de pollen d'abeille
1 tasse (165 g) de prunes en dés, surgelées
4 morceaux d'ananas, pour garnir (facultatif)

▧ Combinez le yogourt, le tofu, l'ananas, les protéines de petit-lait en poudre et le pollen d'abeille dans un mélangeur ou un mélangeur à smoothie. Mélangez à haute vitesse 45 secondes ou jusqu'à obtention d'une purée lisse. Ajoutez les prunes et mélangez encore à haute vitesse jusqu'à consistance lisse. Servez immédiatement, garni de morceaux d'ananas, si désiré.

▧ **DONNE** 4 portions de 1 tasse (235 ml).

▧ **ANALYSE NUTRITIONNELLE** Chaque portion d'une tasse fournit 146 calories; 2 g de gras total; 1 g de gras saturés; 12 g de protéines; 22 g de glucides; 2 g de fibres alimentaires; 19,5 mg de cholestérol.

▧ **LE BON TRUC** Voici la meilleure façon d'enlever la peau d'un ananas: coupez les deux bouts, puis tenez fermement le fruit sur le comptoir. Servez-vous d'un couteau-scie pour enlever la peau et, en creusant avec la pointe d'un couteau, tous les yeux qui restent pour les détacher. Tranchez l'ananas en quartiers et coupez ceux-ci en morceaux de la grosseur désirée.

NUTRIMENTS DYNAMIQUES / POURCENTAGE DE L'APPORT NUTRITIONNEL RECOMMANDÉ*

Vitamine A	166,1 IU (3 %)
Vitamine B6	0,2 mg (8 %)
Vitamine C	17,1 mg (29 %)
Vitamine E	0,9 mg (5 %)
Magnésium	30,1 mg (8 %)
Manganèse	1,0 mg (52 %)
Sélénium	4,2 mcg (6 %)
Zinc	1,0 mg (7 %)

Le pourcentage de l'apport nutritionnel recommandé est basé sur un régime alimentaire de 2000 calories. Votre valeur quotidienne peut être plus haute ou plus basse, selon vos besoins caloriques.

LE MANGANÈSE ET MOI
SMOOTHIE CRÉMEUX À L'ANANAS ET AUX FRAISES

Le fromage à la crème rend ce smoothie plutôt complaisant, mais il contient vraiment plusieurs nutriments nécessaires à votre système immunitaire. L'ananas est le fruit qui contient le plus de manganèse, un important oligo-élément, et, avec les fraises, ce smoothie offre une généreuse quantité de vitamine C.

1 contenant (4 onces ou 112 g) de yogourt aux fraises à faible teneur en gras
½ tasse (120 ml) de tofu soyeux (doux)
1 paquet (3 onces ou 85 g) de fromage à la crème coupé en morceaux
    de ½ pouce (1 cm)
¼ tasse (80 g) de confiture de fraises 100 % fruits
¼ tasse (32 g) de protéines de petit-lait en poudre
2 cuillerées à soupe (30 g) de pollen d'abeille
1 tasse (145 g) de fraises
2 tasses (310 g) d'ananas en dés, surgelés
4 morceaux d'ananas, pour garnir (facultatif)

■ Combinez le yogourt, le tofu, le fromage à la crème, la confiture de fraises, les protéines de petit-lait en poudre, le pollen d'abeille et les fraises dans un mélangeur ou un mélangeur à smoothie. Mélangez à haute vitesse 45 secondes ou jusqu'à obtention d'une purée lisse. Ajoutez les ananas et mélangez encore à haute vitesse jusqu'à consistance lisse. Servez aussitôt, garni de morceaux d'ananas, si désiré.

■ **DONNE** 4 portions de 1 tasse (235 ml).

■ **ANALYSE NUTRITIONNELLE** Chaque portion d'une tasse fournit 260 calories ; 9 g de gras total ; 5 g de gras saturés ; 13 g de protéines ; 34 g de glucides ; 3 g de fibres alimentaires ; 43 mg de cholestérol.

■ **LE BON TRUC** C'est une honte de gaspiller la couronne feuillue d'un ananas si vous faites une salade de fruits ou une assiette de fruits. Une fois que vous l'avez tranchée, coupez-la dans les feuilles à environ 2 pouces (5 cm) de la base. La couronne de l'ananas ressemble alors à une fleur et devient une décoration attrayante.

NUTRIMENTS DYNAMIQUES / POURCENTAGE DE L'APPORT NUTRITIONNEL RECOMMANDÉ*

Vitamine A	360,9 IU (7 %)
Vitamine B_6	0,2 mg (8 %)
Vitamine C	53,3 mg (89 %)
Vitamine E	0,9 mg (5 %)
Magnésium	35,7 mg (9 %)
Manganèse	1,0 mg (51 %)
Sélénium	2,0 mcg (3 %)
Zinc	1,0 mg (7 %)

Le pourcentage de l'apport nutritionnel recommandé est basé sur un régime alimentaire de 2000 calories. Votre valeur quotidienne peut être plus haute ou plus basse, selon vos besoins caloriques.

SMOOTHIE À L'ANANAS, À L'ABRICOT ET À LA PÊCHE

Il n'y a pas que les tomates qui contiennent du lycopène, un puissant antioxydant ; toutes les formes d'abricot offrent aussi ce nutriment clé. Les abricots et les pêches, tout comme d'autres fruits orangés, sont aussi d'excellentes sources de bêtacarotène, que votre organisme transforme en vitamine A – la vitamine qui renforce la fonction des globules blancs.

1 contenant (8 onces ou 225 g) de yogourt aux pêches à faible teneur en gras
1/2 tasse (120 ml) de tofu soyeux (doux)
1/2 tasse (65 g) d'abricots séchés
1/4 tasse (80 g) de confiture d'abricots 100 % fruits
1/4 tasse (32 g) de protéines de petit-lait en poudre
2 cuillerées à soupe (30 g) de pollen d'abeille
1 1/4 tasse (235 g) d'ananas en dés
1 1/2 tasse (255 g) de pêches tranchées, surgelées
4 tranches de pêche, pour garnir (facultatif)

▓ Combinez le yogourt, le tofu, les abricots séchés, la confiture d'abricots, les protéines de petit-lait en poudre, le pollen d'abeille et les ananas dans un mélangeur ou un mélangeur à smoothie. Mélangez à haute vitesse 45 secondes ou jusqu'à obtention d'une purée lisse. Ajoutez les tranches de pêche et mélangez encore à haute vitesse jusqu'à consistance lisse. Servez immédiatement, garni de tranches de pêche, si désiré.

▓ **DONNE** 4 portions de 1 tasse (235 ml).

▓ **ANALYSE NUTRITIONNELLE** Chaque portion d'une tasse fournit 237 calories ; 2 g de gras total ; 1 g de gras saturés ; 14 g de protéines ; 45 g de glucides ; 5 g de fibres alimentaires ; 20 mg de cholestérol.

▓ **LE BON TRUC** Les fruits, comme les pêches et les prunes aux formes irrégulières, sont fréquemment difficiles à manier parce que le noyau n'est pas centré. Voici une façon simple d'y remédier : localisez le pli sur un côté qui correspond à la pointe du noyau, puis tranchez complètement le fruit dans un angle de 90 degrés avec ce pli. Ensuite, tournez les deux moitiés sur elles-mêmes pour les séparer et le noyau sortira aussitôt.

NUTRIMENTS DYNAMIQUES / POURCENTAGE DE L'APPORT NUTRITIONNEL RECOMMANDÉ*

Vitamine A	2844,1 IU (57 %)
Vitamine B$_6$	0,2 mg (9 %)
Vitamine C	30,0 mg (50 %)
Vitamine E	1,1 mg (6 %)
Magnésium	50,2 mg (13 %)
Manganèse	0,8 mg (42 %)
Sélénium	2,6 mcg (4 %)
Zinc	1,3 mg (9 %)

*Le pourcentage de l'apport nutritionnel recommandé est basé sur un régime alimentaire de 2000 calories. Votre valeur quotidienne peut être plus haute ou plus basse, selon vos besoins caloriques.

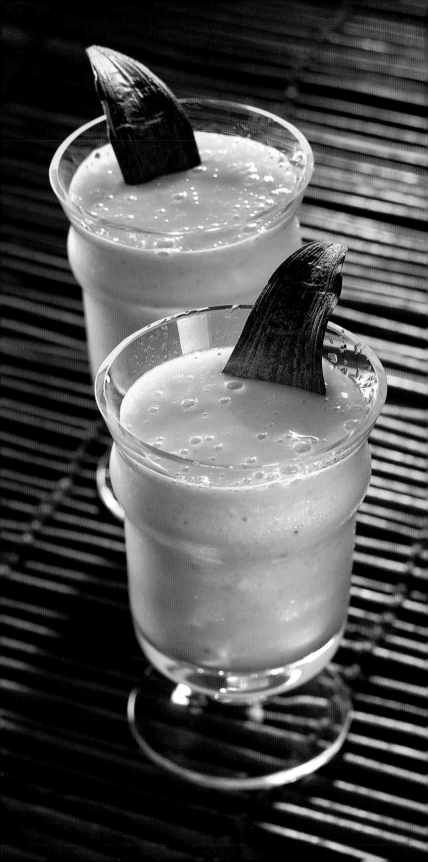

BROMÉLINE EN PRIME
SMOOTHIE AU GINGEMBRE, À L'ANANAS ET À LA BANANE

En plus d'avoir un taux élevé de manganèse et de vitamine C, l'ananas est riche en broméline, une enzyme qui facilite la digestion et qui peut aider à réduire l'inflammation. Le gingembre est aussi connu pour sa capacité à soulager l'estomac ; donc, ce succulent smoothie tropical s'impose quand l'intestin pose un problème.

1 tasse (235 ml) de jus d'ananas très froid
1/2 tasse (120 ml) de tofu soyeux (doux)
1/4 tasse (55 g) de gingembre confit
1/4 tasse (32 g) de protéines de petit-lait en poudre
1 tasse (155 g) d'ananas en dés
1 tasse (150 g) de bananes tranchées, surgelées
4 morceaux ou feuilles d'ananas, pour garnir (facultatif)

■ Combinez le jus d'ananas, le tofu, le gingembre, les protéines de petit-lait en poudre et les ananas en dés dans un mélangeur ou un mélangeur à smoothie. Mélangez à haute vitesse 45 secondes ou jusqu'à obtention d'une purée lisse. Ajoutez les tranches de banane et mélangez encore à haute vitesse jusqu'à consistance lisse. Servez aussitôt, garni de morceaux ou de feuilles d'ananas, si désiré.

■ **DONNE** 4 portions de 1 tasse (235 ml).

■ **ANALYSE NUTRITIONNELLE** Chaque portion d'une tasse fournit 193 calories ; 1 g de gras total ; 0 g de gras saturés ; 8 g de protéines ; 41 g de glucides ; 2 g de fibres alimentaires ; 18 mg de cholestérol.

■ **LE BON TRUC** Choisir des ananas et des melons mûrs peut être un défi parce que tâter la chair n'est pas un test concluant ; or, une chair trop molle peut signifier que le fruit est gâté. J'ai découvert que le meilleur test était de sentir le nombril à la base du fruit. S'il sent sucré, il y a de bonnes chances que le fruit soit mûr.

NUTRIMENTS DYNAMIQUES / POURCENTAGE DE L'APPORT NUTRITIONNEL RECOMMANDÉ*

Vitamine A . . . . 95,0 IU (2 %)
Vitamine B6 . . . . 0,4 mg (21 %)
Vitamine C . . . . 17,1 mg (29 %)
Vitamine E . . . . 0,3 mg (1 %)
Magnésium . . . . 38,1 mg (10 %)
Manganèse . . . . 1,5 mg (74 %)
Sélénium . . . . 2,7 mcg (4 %)
Zinc . . . . 0,3 mg (2 %)

*Le pourcentage de l'apport nutritionnel recommandé est basé sur un régime alimentaire de 2000 calories. Votre valeur quotidienne peut être plus haute ou plus basse, selon vos besoins caloriques.

SMOOTHIE CROUSTILLANT AUX RAISINS SECS

On n'accorde pas beaucoup d'importance au bore, mais cet oligo-élément est vital pour votre santé parce qu'il prévient l'ostéoporose, spécialement chez les femmes post-ménopausées. Les raisins secs sont une excellente source de bores, et les deux formes, raisins secs et raisins frais, ont un taux très élevé de phénols antioxydants qui dynamisent votre système immunitaire.

1 tasse (235 ml) de lait de soya nature
3/4 tasse (110 g) de raisins secs
1/2 tasse (112 g) de graines de tournesol écalées
2 cuillerées à soupe (30 ml) d'huile de lin
1/2 cuillerée à thé (2,5 ml) d'extrait de vanille pur
1/4 cuillerée à thé (1,2 g) de cannelle moulue
2 tasses (320 g) de raisins rouges épépinés, surgelés
1/4 tasse (55 g) de granola
2 cuillerées à soupe (28 g) de granola, pour garnir (facultatif)

■ Combinez le lait de soya, les raisins secs, les graines de tournesol, l'huile de lin, l'extrait de vanille et la cannelle dans un mélangeur ou un mélangeur à smoothie. Mélangez à haute vitesse 45 secondes ou jusqu'à obtention d'une purée lisse. Ajoutez les raisins et mélangez encore à haute vitesse jusqu'à consistance lisse. Ajoutez le granola et donnez quelques impulsions pour le répartir également. Servez immédiatement, garni d'un surplus de granola, si désiré.

■ **DONNE** 4 portions de 1 tasse (235 ml).

■ **ANALYSE NUTRITIONNELLE** Chaque portion d'une tasse fournit 344 calories ; 17 g de gras total ; 2 g de gras saturés ; 7 g de protéines ; 47 g de glucides ; 5 g de fibres alimentaires ; 0 mg de cholestérol.

■ **LE BON TRUC** Quand vous achetez une petite quantité d'aliments, comme le granola dans cette recette ou la noix de coco dans d'autres smoothies, regardez dans le rayon des aliments en vrac de votre supermarché ou de votre boutique d'aliments naturels. Assurez-vous de magasiner à un endroit où les produits sont dans des contenants fermés et où les affaires marchent bien pour assurer un roulement rapide des produits.

NUTRIMENTS DYNAMIQUES / POURCENTAGE DE L'APPORT NUTRITIONNEL RECOMMANDÉ*

Vitamine A . . . . 185,1 IU (4 %)
Vitamine B6 . . . . 0,3 mg (14 %)
Vitamine C . . . . 10,6 mg (18 %)
Vitamine E . . . . 10,1 mg (51 %)
Magnésium . . . . 49,2 mg (12 %)
Manganèse . . . . 0,5 mg (24 %)
Sélénium . . . . 13,7 mcg (20 %)
Zinc . . . . 1,2 mg (8 %)

Le pourcentage de l'apport nutritionnel recommandé est basé sur un régime alimentaire de 2000 calories. Votre valeur quotidienne peut être plus haute ou plus basse, selon vos besoins caloriques.

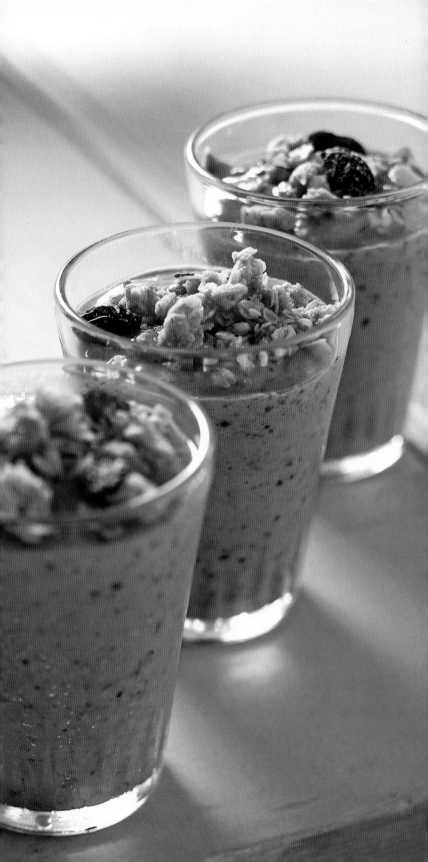

SMOOTHIE À LA CAROTTE ET AUX FRAMBOISES

En plus du bêtacarotène, les carottes sont une excellente source de falcarinol, un phytonutriment réputé pour réduire le risque de cancer du côlon. Leur saveur douce est rehaussée par celle des framboises, et ces deux aliments sont une bonne source de fibres alimentaires.

1 contenant (8 onces ou 225 g) de yogourt aux framboises sans gras
1/2 tasse (120 ml) de tofu soyeux (doux)
1/2 tasse (120 ml) de jus de carotte très froid
1/4 tasse (80 g) de confiture de framboises 100 % fruits
2 carottes moyennes, parées, brossées et tranchées
1/4 tasse (32 g) de protéines de petit-lait en poudre
2 cuillerées à soupe (30 ml) d'huile de lin
2 tasses (250 g) de framboises, surgelées
4 bâtonnets de carotte, pour garnir (facultatif)

■ Combinez le yogourt, le tofu, le jus de carotte, la confiture de framboises, les carottes, les protéines de petit-lait et l'huile de lin dans un mélangeur ou un mélangeur à smoothie. Mélangez à haute vitesse 45 secondes ou jusqu'à obtention d'une purée lisse. Ajoutez les framboises et mélangez encore à haute vitesse jusqu'à consistance lisse. Servez aussitôt, garni de bâtonnets de carotte, au goût.

■ **DONNE** 4 portions de 1 tasse (235 ml).

■ **ANALYSE NUTRITIONNELLE** Chaque portion d'une tasse fournit 247 calories ; 8 g de gras total ; 1 g de gras saturés ; 12 g de protéines ; 34 g de glucides ; 5 g de fibres alimentaires ; 20 mg de cholestérol.

■ **LE BON TRUC** Les « bébés » carottes que l'on trouve dans la plupart des supermarchés ne sont pas vraiment une variété particulière ; ce sont les parties de grosses carottes coupées en petits formats par des machines. Les petites carottes sont intrinsèquement plus sucrées que les plus grosses qui ont tendance à être ligneuses. Il est donc préférable d'acheter les carottes en bottes et de rechercher les plus petites.

NUTRIMENTS DYNAMIQUES / POURCENTAGE DE L'APPORT NUTRITIONNEL RECOMMANDÉ*

Vitamine A	12141,9 IU (243 %)
Vitamine B6	0,2 mg (8 %)
Vitamine C	22,2 mg (37 %)
Vitamine E	1,7 mg (9 %)
Magnésium	46,9 mg (12 %)
Manganèse	0,6 mg (28 %)
Sélénium	2,9 mcg (4 %)
Zinc	1,0 mg (7 %)

Le pourcentage de l'apport nutritionnel recommandé est basé sur un régime alimentaire de 2000 calories. Votre valeur quotidienne peut être plus haute ou plus basse, selon vos besoins caloriques.

SMOOTHIE À LA CAROTTE ET AU CITRON

Il n'y a pas d'aliments qui contiennent autant de bêtacarotène que la carotte orange vif. Une fois le bêtacarotène transformé en vitamine A, il aide vos yeux en voyageant vers la rétine et en se transformant en rhodopsine, un pigment violet nécessaire à la vision nocturne.

3 oranges navel
1/2 tasse (120 ml) de jus de carotte très froid
1/2 tasse (120 ml) de tofu soyeux (doux)
2 carottes moyennes, parées, brossées et tranchées
1/2 tasse (112 g) de graines de tournesol écalées
1/4 tasse (32 g) de protéines de petit-lait en poudre
2 cuillerées à soupe (30 ml) d'huile de lin
1/2 tasse (70 g) de sorbet à l'orange
1/2 tasse (70 g) de yogourt à la vanille surgelé
4 bâtonnets de carotte, pour garnir (facultatif)

■ Pelez les oranges, puis coupez la peau blanche. Coupez autour des côtés des quartiers afin d'enlever les restes de peau blanche. Coupez en dés de 1/2 pouce (1 cm).

■ Combinez les oranges, le jus de carotte, le tofu, les carottes, les graines de tournesol, les protéines de petit-lait en poudre et l'huile de lin dans un mélangeur ou un mélangeur à smoothie. Mélangez à haute vitesse 45 secondes ou jusqu'à obtention d'une purée lisse. Ajoutez le sorbet à l'orange et le yogourt surgelé et mélangez encore à haute vitesse jusqu'à consistance lisse. Servez immédiatement, garni de bâtonnets de carotte, si désiré.

■ **DONNE** 4 portions de 1 tasse (235 ml).

■ **ANALYSE NUTRITIONNELLE** Chaque portion d'une tasse fournit 315 calories ; 17 g de gras total ; 2 g de gras saturés ; 13 g de protéines ; 32 g de glucides ; 5 g de fibres alimentaires ; 21 mg de cholestérol.

■ **LE BON TRUC** Il n'y a vraiment aucune raison de peler les carottes une fois la peau brossée. Toutefois, si vous tenez à les peler, voici une façon simple de le faire : versez de l'eau bouillante sur les carottes et laissez-les reposer deux minutes. Plongez-les dans l'eau glacée pour les refroidir et la peau s'enlèvera aussitôt.

NUTRIMENTS DYNAMIQUES / POURCENTAGE DE L'APPORT NUTRITIONNEL RECOMMANDÉ*

Vitamine A	....	12263,2 IU (245 %)
Vitamine B6	....	0,3 mg (15 %)
Vitamine C	....	57,1 mg (95 %)
Vitamine E	....	9,7 mg (48 %)
Magnésium	....	50,8 mg (13 %)
Manganèse	....	0,5 mg (23 %)
Sélénium	....	14,0 mcg (20 %)
Zinc	....	1,3 mg (9 %)

Le pourcentage de l'apport nutritionnel recommandé est basé sur un régime alimentaire de 2000 calories. Votre valeur quotidienne peut être plus haute ou plus basse, selon vos besoins caloriques.

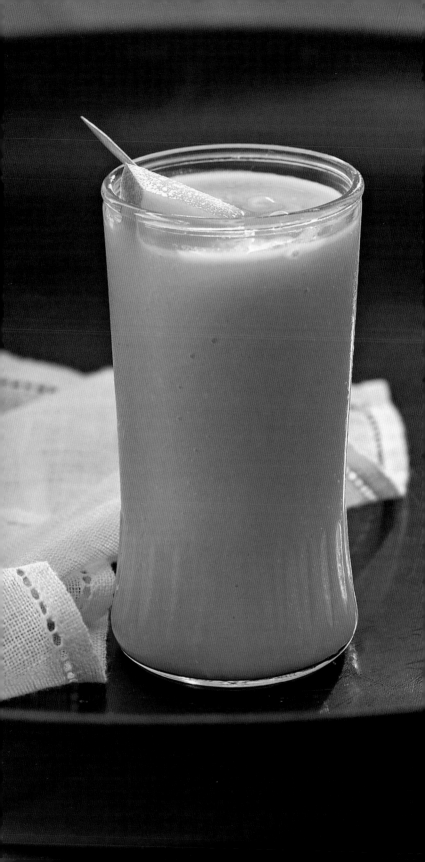

DOUX POUR LE CÔLON
SMOOTHIE À LA PÊCHE ET À LA CAROTTE

En plus de vous procurer des tonnes de bêtacarotène pour augmenter votre taux de vitamine A, la carotte contient un phytonutriment appelé falcarinol dont on aurait démontré, selon le *Journal of Agricultural and Food Chemistry*, la capacité de réduire le risque de cancer du côlon. Quand les carottes sont mêlées dans un smoothie aux pêches sucrées (sous trois formes), le résultat est un tourbillon santé à l'orange.

1 contenant (8 onces ou 225 g) de yogourt aux pêches à faible teneur en gras
1/2 tasse (120 ml) de jus de carotte très froid
1/2 tasse (120 ml) de nectar de pêche très froid
2 carottes moyennes, parées, brossées et tranchées
2 cuillerées à soupe (30 g) de pollen d'abeille
2 tasses (340 g) de pêches tranchées, surgelées
4 tranches de pêche, pour garnir (facultatif)

■ Combinez le yogourt, le jus de carotte, le nectar de pêche, les carottes et le pollen d'abeille dans un mélangeur ou un mélangeur à smoothie. Mélangez à haute vitesse 45 secondes ou jusqu'à obtention d'une purée lisse. Ajoutez les pêches et mélangez encore à haute vitesse jusqu'à consistance lisse. Servez immédiatement, garni de tranches de pêche fraîches, si désiré.

■ **DONNE** 4 portions de 1 tasse (235 ml).

■ **ANALYSE NUTRITIONNELLE** Chaque portion d'une tasse fournit 151 calories ; 1 g de gras total ; 1 g de gras saturés ; 5 g de protéines ; 32 g de glucides ; 3 g de fibres alimentaires ; 2 mg de cholestérol.

■ **LE BON TRUC** Quand vous achetez des carottes, essayez de trouver les bottes qui ont encore leurs feuilles vertes. Des feuilles pimpantes vert vif indiquent que les carottes sont fraîches. Toutefois, pour allonger leur vie à la maison, coupez immédiatement le feuillage ; il prend à la carotte ses nutriments.

NUTRIMENTS DYNAMIQUES / POURCENTAGE DE L'APPORT NUTRITIONNEL RECOMMANDÉ*

Vitamine A	12595,6 IU (252 %)
Vitamine B$_6$	0,2 mg (9 %)
Vitamine C	25,5 mg (42 %)
Vitamine E	1,5 mg (7 %)
Magnésium	30,2 mg (8 %)
Manganèse	0,1 mg (7 %)
Sélénium	1,2 mcg (2 %)
Zinc	1,0 mg (7 %)

*Le pourcentage de l'apport nutritionnel recommandé est basé sur un régime alimentaire de 2000 calories. Votre valeur quotidienne peut être plus haute ou plus basse, selon vos besoins caloriques.

SOUTENEZ VOS CELLULES !
SMOOTHIE AU GUACAMOLE

Les avocats sont une excellente source de vitamine K que votre organisme utilise pour la cicatrisation. Cette vitamine agit aussi comme antioxydant pour désactiver les radicaux libres qui pourraient endommager les gras délicats qui constituent principalement les membranes cellulaires. Dans ce smoothie substantiel et savoureux, les avocats occupent l'avant-scène, alors que les autres saveurs, associées à cette populaire trempette mexicaine, jouent un rôle de soutien.

1 contenant (8 onces ou 225 g) de yogourt nature sans gras
1/2 tasse (120 ml) de tofu soyeux (doux)
2 échalotes parées et tranchées
4 avocats pelés, en dés
1 petit piment jalapeno ou serrano épépiné, nervures enlevées et en dés
2 cuillerées à soupe (30 ml) de jus de lime fraîchement pressé
2 cuillerées à soupe (30 ml) de pollen d'abeille
6 cubes de thé vert surgelés
4 croustilles de maïs, pour garnir (facultatif)

■ Combinez le yogourt, le tofu, les échalotes, les avocats, le piment, le jus de lime et le pollen d'abeille dans un mélangeur ou un mélangeur à smoothie. Mélangez à haute vitesse 45 secondes ou jusqu'à obtention d'une purée lisse. Ajoutez les cubes et mélangez encore à haute vitesse jusqu'à consistance lisse. Servez immédiatement, garni de croustilles de maïs, si désiré.

■ **DONNE** 4 portions de 1 tasse (235 ml).

■ **ANALYSE NUTRITIONNELLE** Chaque portion d'une tasse fournit 399 calories ; 31,5 g de gras total ; 5 g de gras saturés ; 9 g de protéines ; 27 g de glucides ; 11 g de fibres alimentaires ; 1 mg de cholestérol.

■ **LE BON TRUC** La capsaïcine, la substance qui donne leur piquant aux piments, est aussi un anti-inflammatoire et on l'étudie comme traitement efficace de l'arthrite.

NUTRIMENTS DYNAMIQUES / POURCENTAGE DE L'APPORT NUTRITIONNEL RECOMMANDÉ*

Vitamine A	1318,6 IU (26 %)
Vitamine B_6	0,6 mg (32 %)
Vitamine C	24,3 mg (41 %)
Vitamine E	3,3 mg (16 %)
Magnésium	96,9 mg (24 %)
Manganèse	0,5 mg (27 %)
Sélénium	4,5 mcg (6 %)
Zinc	1,8 mg (12 %)

*Le pourcentage de l'apport nutritionnel recommandé est basé sur un régime alimentaire de 2000 calories. Votre valeur quotidienne peut être plus haute ou plus basse, selon vos besoins caloriques.

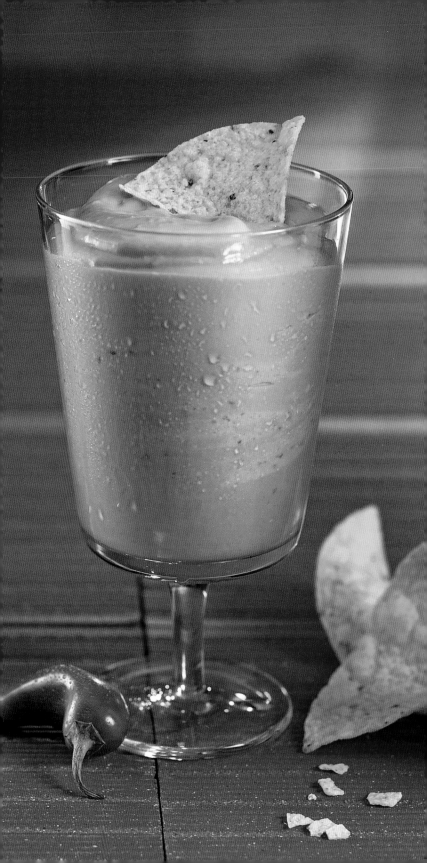

MAGIE MINÉRALE
SMOOTHIE À L'AVOCAT, AUX FRAMBOISES ET AU SÉSAME

Les avocats ajoutent une richesse crémeuse aux smoothies, et cette texture de beurre est un parfait faire-valoir pour la saveur aigrelette des framboises et l'arôme capiteux de sésame donné par le tahini. Le sésame ajoute aussi bon nombre de minéraux essentiels au verre givré, dont le cuivre, incorporé dans un composé nommé céruléoplasmine, une enzyme qui facilite l'oxydation des minéraux.

1 contenant (8 onces ou 225 g) de yogourt nature sans gras
½ tasse (120 ml) de tofu soyeux (doux)
4 avocats mûrs, pelés et en dés
⅓ tasse (80 g) de tahini
¼ tasse (32 g) de protéines de petit-lait en poudre
2 cuillerées à soupe (30 g) de pollen d'abeille
1 ½ tasse (190 g) de framboises, surgelées
2 cuillerées à soupe (15 g) de graines de sésame grillées,
    pour garnir (facultatif)

■ Combinez le yogourt, le tofu, les avocats, le tahini, les protéines de petit-lait et le pollen d'abeille dans un mélangeur ou un mélangeur à smoothie. Mélangez à haute vitesse 45 secondes ou jusqu'à obtention d'une purée lisse. Ajoutez les framboises et mélangez encore à haute vitesse jusqu'à consistance lisse. Servez immédiatement, garni de graines de sésame, si désiré.

■ **DONNE** 4 portions de 1 tasse (235 ml).

■ **ANALYSE NUTRITIONNELLE** Chaque portion d'une tasse fournit 555 calories ; 35 g de gras total ; 5 g de gras saturés ; 19 g de protéines ; 51,5 g de glucides ; 19 g de fibres alimentaires ; 19,5 mg de cholestérol.

■ **LE BON TRUC** Un avocat mou peut être meurtri plutôt que mûr. On peut le vérifier en enlevant d'une chiquenaude la petite tige sur la partie étroite du fruit. Si elle s'enlève facilement et que vous pouvez voir la chair verte en dessous, alors l'avocat est mûr. Si elle est difficile à enlever, l'avocat n'est pas mûr ; et si la chair en dessous est brune, l'avocat est meurtri.

NUTRIMENTS DYNAMIQUES / POURCENTAGE DE L'APPORT NUTRITIONNEL RECOMMANDÉ*	
Vitamine A	1310,7 IU (26 %)
Vitamine B₆	0,6 mg (31 %)
Vitamine C	39,9 mg (66 %)
Vitamine E	3,4 mg (17 %)
Magnésium	98,6 mg (25 %)
Manganèse	1,0 mg (50 %)
Sélénium	3,2 mcg (5 %)
Zinc	2,7 mg (18 %)

Le pourcentage de l'apport nutritionnel recommandé est basé sur un régime alimentaire de 2000 calories. Votre valeur quotidienne peut être plus haute ou plus basse, selon vos besoins caloriques.

A-BÊTA-C
SMOOTHIE À L'AVOCAT, À LA MANGUE ET À LA PAPAYE

Les fruits tropicaux telles la mangue et la papaye sont faits pour être appréciés ensemble et tous les deux sont des trésors de vitamine C, tout autant que de bêtacarotène, que votre organisme transforme en vitamine A. La richesse du beurre de l'avocat ajoute aussi sa générosité minérale de potassium et d'acide folique à ce smoothie.

1 contenant (8 onces ou 225 g) de yogourt au citron sans gras
1/2 tasse (120 ml) de tofu soyeux (doux)
1 tasse (175 g) de mangues en dés
2 avocats mûrs, pelés et en dés
1/4 tasse (56 g) de graines de tournesol écalées
1/4 tasse (32 g) de protéines de petit-lait en poudre
1/4 tasse (32 g) de gingembre confit
2 tasses (280 g) de cubes de papaye, surgelés
4 morceaux de papaye, pour garnir (facultatif)

▓ Combinez le yogourt, le tofu, la mangue, les avocats, les graines de tournesol, les protéines de petit-lait et le gingembre dans un mélangeur ou un mélangeur à smoothie. Mélangez à haute vitesse 45 secondes ou jusqu'à obtention d'une purée lisse. Ajoutez les cubes de papaye et mélangez encore à haute vitesse jusqu'à consistance lisse. Servez aussitôt, garni de morceaux de papaye, au goût.

▓ **DONNE** 4 portions de 1 tasse (235 ml).

▓ **ANALYSE NUTRITIONNELLE** Chaque portion d'une tasse fournit 359 calories ; 20 g de gras total ; 3 g de gras saturés ; 15 g de protéines ; 36 g de glucides ; 10 g de fibres alimentaires ; 19,5 mg de cholestérol.

▓ **LE BON TRUC** Les mangues sont bien connues pour la difficulté à les peler à cause de leur forme irrégulière. Les peler devient plus facile si vous coupez une petite tranche au bout le plus large et que vous faites tenir la mangue sur la surface coupée. Puis vous la pelez de haut en bas.

NUTRIMENTS DYNAMIQUES / POURCENTAGE DE L'APPORT NUTRITIONNEL RECOMMANDÉ*

Vitamine A	3651,0 IU (73 %)
Vitamine B_6	0,4 mg (21 %)
Vitamine C	65,4 mg (109 %)
Vitamine E	6,6 mg (33 %)
Magnésium	68,0 mg (17 %)
Manganèse	0,3 mg (17 %)
Sélénium	9,5 mcg (14 %)
Zinc	1,7 mg (11 %)

Le pourcentage de l'apport nutritionnel recommandé est basé sur un régime alimentaire de 2000 calories. Votre valeur quotidienne peut être plus haute ou plus basse, selon vos besoins caloriques.

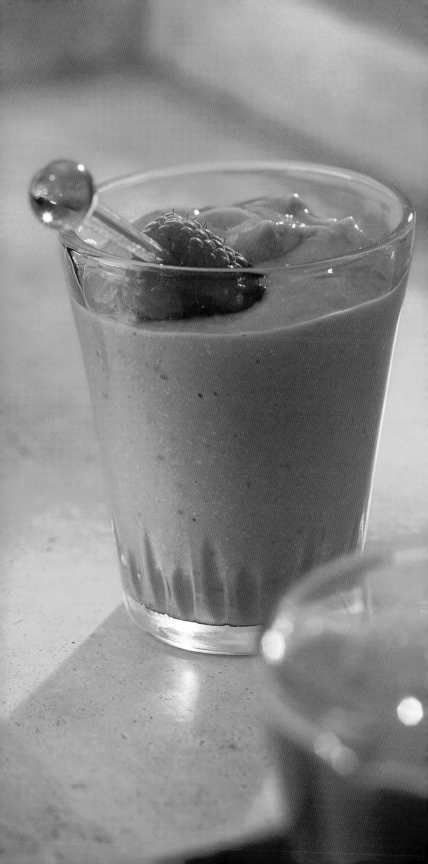

PLEIN DE BON SANG !

SMOOTHIE AU PAMPLEMOUSSE ET À L'AVOCAT

L'organisme utilise la vitamine K, trouvée abondamment dans les avocats, pour aider le sang à coaguler correctement et à former des caillots quand nous sommes blessés ; ces caillots protègent alors la peau en empêchant qu'elle soit pénétrée par des micro-organismes. Bonne source de fibres, de potassium et d'acide folique, les avocats ajoutent de la richesse à cette purée de pamplemousse et de framboises sucrées, riches en vitamine C.

2 pamplemousses rouges ou roses
$1/2$ tasse (120 ml) de jus d'orange fraîchement pressé
$1/2$ tasse (120 ml) de tofu soyeux (doux)
$1/4$ tasse (56 g) de graines de tournesol écalées
2 avocats mûrs, pelés et en dés
$1/2$ tasse (65 g) de framboises surgelées
4 cubes de thé vert surgelés
4 framboises ou quartiers de pamplemousse, pour garnir (facultatif)

■ Pelez le pamplemousse, puis coupez la peau blanche. Coupez autour des côtés des quartiers afin d'enlever les restes de peau blanche. Réservez quatre quartiers, si vous vous en servez comme garniture, et coupez le reste en dés de $1/2$ pouce (1 cm).

■ Combinez les pamplemousses, le jus d'orange, le tofu, les graines de tournesol et les avocats dans un mélangeur ou un mélangeur à smoothie. Mélangez à haute vitesse 45 secondes ou jusqu'à obtention d'une purée lisse. Ajoutez les framboises surgelées et les cubes de thé et mélangez encore à haute vitesse jusqu'à consistance lisse. Servez immédiatement, garni de framboises ou de quartiers de pamplemousse, si désiré.

■ **DONNE** 4 portions de 1 tasse (235 ml).

■ **ANALYSE NUTRITIONNELLE** Chaque portion d'une tasse fournit 277 calories ; 20 g de gras total ; 3 g de gras saturés ; 5 g de protéines ; 25 g de glucides ; 7 g de fibres alimentaires ; 0 mg de cholestérol.

■ **LE BON TRUC** Les avocats sont riches en nutriments et sont une excellente source d'acide oléique, gras mono-insaturé qui peut aider à réduire le taux de cholestérol. Essayez de réduire les avocats en purée (à la place de l'huile d'olive) avec du vinaigre et des épices pour ajouter, de façon savoureuse, des nutriments à la sauce à salade.

NUTRIMENTS DYNAMIQUES / POURCENTAGE DE L'APPORT NUTRITIONNEL RECOMMANDÉ*

Vitamine A	1015,6 IU (20 %)
Vitamine B6	0,4 mg (22 %)
Vitamine C	72,9 mg (121 %)
Vitamine E	5,8 mg (29 %)
Magnésium	69,3 mg (17 %)
Manganèse	0,6 mg (31 %)
Sélénium	10,1 mcg (14 %)
Zinc	1,1 mg (7 %)

*Le pourcentage de l'apport nutritionnel recommandé est basé sur un régime alimentaire de 2000 calories. Votre valeur quotidienne peut être plus haute ou plus basse, selon vos besoins caloriques.

SUIVEZ LE COURANT DES FLAVONOÏDES
SMOOTHIE À LA POMME ET À L'AVOCAT

La pomme et l'avocat ont tous les deux une saveur modérément sucrée et une bonne quantité de flavonoïdes antioxydants. Les graines de tournesol ajoutent une texture croustillante et un taux élevé de vitamine E et de minéraux.

1 tasse (235 ml) de jus de pomme non pasteurisé, très froid
1/2 tasse (120 ml) de tofu soyeux (doux)
2 pommes à croquer sucrées (comme la McIntosh ou la Délicieuse rouge)
    le cœur ôté et en dés
1 avocat mûr, pelé et en dés
1/2 tasse (112 g) de graines de tournesol écalées
1/4 tasse (32 g) de protéines de petit-lait en poudre
2 cuillerées à soupe (40 g) de miel
8 cubes de thé vert surgelés
4 quartiers de pomme, pour garnir (facultatif)

■ Combinez le jus de pomme, le tofu, les pommes, l'avocat, les graines de tournesol, les protéines de petit-lait en poudre et le miel dans un mélangeur ou un mélangeur à smoothie. Mélangez à haute vitesse 45 secondes ou jusqu'à obtention d'une purée lisse. Ajoutez les cubes de thé et mélangez encore à haute vitesse jusqu'à consistance lisse. Servez aussitôt, garni de quartiers de pomme, au goût.

■ **DONNE** 4 portions de 1 tasse (235 ml).

■ **ANALYSE NUTRITIONNELLE** Chaque portion d'une tasse fournit 313 calories ; 16 g de gras total ; 2 g de gras saturés ; 12 g de protéines ; 35 g de glucides ; 6 g de fibres alimentaires ; 18 mg de cholestérol.

■ **LE BON TRUC** Si vous coupez des pommes pour une tarte, vous voudrez que les tranches soient décoratives. Cependant, pour un smoothie, il n'y a aucune raison de se donner du mal pour l'apparence. Coupez des morceaux tout autour et quand vous arriverez au cœur, jetez-le.

NUTRIMENTS DYNAMIQUES / POURCENTAGE DE L'APPORT NUTRITIONNEL RECOMMANDÉ*

Vitamine A	360,7 IU (7 %)
Vitamine B_6	0,3 mg (15 %)
Vitamine C	9,1 mg (15 %)
Vitamine E	9,1 mg (46 %)
Magnésium	46,2 mg (12 %)
Manganèse	0,5 mg (26 %)
Sélénium	13,0 mcg (19 %)
Zinc	1,3 mg (9 %)

*Le pourcentage de l'apport nutritionnel recommandé est basé sur un régime alimentaire de 2000 calories. Votre valeur quotidienne peut être plus haute ou plus basse, selon vos besoins caloriques.

LE MEILLEUR DES K
SMOOTHIE À LA POMME, AUX AMANDES ET AU CÉLERI

La vitamine K est très nécessaire à votre organisme pour provoquer la coagulation et, alors que l'avocat en est une excellente source, on en trouve aussi dans le céleri – et pour beaucoup moins de calories! Le goût léger du céleri permet à la douceur des pommes remplies de flavonoïdes et des amandes riches en protéines de se mêler harmonieusement dans ce smoothie.

1 tasse (235 ml) de jus de pomme non pasteurisé
1 contenant (8 onces ou 225 g) de yogourt au citron sans gras
2 tasses (200 g) de céleris en dés
2 pommes Granny Smith, le cœur enlevé et en dés
1/2 tasse (75 g) d'amandes écalées, non mondées
1/4 tasse (32 g) de protéines de petit-lait en poudre
1/4 tasse (65 g) de chutney aux pommes
3 cuillerées à soupe (45 ml) d'huile de lin
4 bâtonnets de céleri, pour garnir (facultatif)

■ Versez le jus de pomme dans un bac à glaçons et congelez-le.

■ Combinez le yogourt, le céleri, les pommes, les amandes, les protéines de petit-lait en poudre, le chutney aux pommes et l'huile de lin dans un mélangeur ou un mélangeur à smoothie. Mélangez à haute vitesse 45 secondes ou jusqu'à obtention d'une purée lisse. Ajoutez les cubes de jus de pomme et mélangez encore à haute vitesse jusqu'à consistance lisse. Servez aussitôt, garni de bâtonnets de céleri, si désiré.

■ **DONNE** 4 portions de 1 tasse (235 ml).

■ **ANALYSE NUTRITIONNELLE** Chaque portion d'une tasse fournit 342 calories; 20 g de gras total; 2 g de gras saturés; 14 g de protéines; 32 g de glucides; 4,5 g de fibres alimentaires; 19,5 mg de cholestérol.

■ **LE BON TRUC** N'importe quel jus de fruits peut se congeler en glaçons très polyvalents. Servez-vous de cubes de jus de pomme pour sucrer et rafraîchir le thé glacé, ou de cubes de jus d'orange dans de l'eau gazéifiée.

NUTRIMENTS DYNAMIQUES / POURCENTAGE DE L'APPORT NUTRITIONNEL RECOMMANDÉ*

Vitamine A	242,5 IU	(5 %)
Vitamine B$_6$	0,2 mg	(8 %)
Vitamine C	14,0 mg	(23 %)
Vitamine E	6,7 mg	(34 %)
Magnésium	78,1 mg	(20 %)
Manganèse	0,6 mg	(30 %)
Sélénium	2,5 mcg	(4 %)
Zinc	1,2 mg	(8 %)

Le pourcentage de l'apport nutritionnel recommandé est basé sur un régime alimentaire de 2000 calories. Votre valeur quotidienne peut être plus haute ou plus basse, selon vos besoins caloriques.

EXPLOSION DE BÊTA
SMOOTHIE GASPACHO AU CANTALOUP

La couleur orange du cantaloup devrait être votre indice que ce fruit peu calorique est plein de bêtacarotène que notre organisme transforme en vitamine A, un important antioxydant. Ce smoothie contient aussi des tomates orangées riches en lycopène et d'autres légumes. Sa saveur très douce a des notes tout autant piquantes qu'amères.

1 contenant (8 onces ou 225 g) de yogourt naturel sans gras
1/2 tasse (120 ml) de tofu soyeux (doux)
1/2 livre (225 g) de tomates orangées, le cœur enlevé,
    coupées en cube de 1 pouce (2,5 cm)
1/2 petit poivron orangé, pépins et nervures enlevés, en dés
1 branche de céleri parée et coupée
1 petite échalote pelée et coupée
2 cuillerées à soupe (30 ml) de vinaigre de cidre
2 cuillerées à soupe (30 ml) d'huile de lin
2 tasses (310 g) de cantaloup en dés, surgelés
Sel et sauce piquante aux piments pour assaisonner
4 brins de céleri, pour garnir (facultatif)

■ Combinez le yogourt, le tofu, les tomates, le poivron, le céleri, l'échalote, le vinaigre et l'huile de lin dans un mélangeur ou un mélangeur à smoothie. Mélangez à haute vitesse 45 secondes ou jusqu'à obtention d'une purée lisse. Ajoutez le cantaloup et mélangez encore à haute vitesse jusqu'à consistance lisse. Servez immédiatement, garni de brins de céleri, si désiré.

■ **DONNE** 4 portions de 1 tasse (235 ml).

■ **ANALYSE NUTRITIONNELLE** Chaque portion d'une tasse fournit 142 calories; 8 g de gras total; 1 g de gras saturés; 5,5 g de protéines; 15 g de glucides; 1,5 g de fibres alimentaires; 1 mg de cholestérol.

■ **LE BON TRUC** Si vous préférez servir ce smoothie comme soupe d'été rafraîchissante, utilisez un cantaloup très froid plutôt que surgelé.

NUTRIMENTS DYNAMIQUES / POURCENTAGE DE L'APPORT NUTRITIONNEL RECOMMANDÉ*

Vitamine A	3925,9 IU (79 %)
Vitamine B$_6$	0,2 mg (10 %)
Vitamine C	72,6 mg (121 %)
Vitamine E	2,8 mg (14 %)
Magnésium	35,4 mg (9 %)
Manganèse	0,1 mg (6 %)
Sélénium	2,7 mcg (4 %)
Zinc	0,7 mg (4 %)

Le pourcentage de l'apport nutritionnel recommandé est basé sur un régime alimentaire de 2000 calories. Votre valeur quotidienne peut être plus haute ou plus basse, selon vos besoins caloriques.

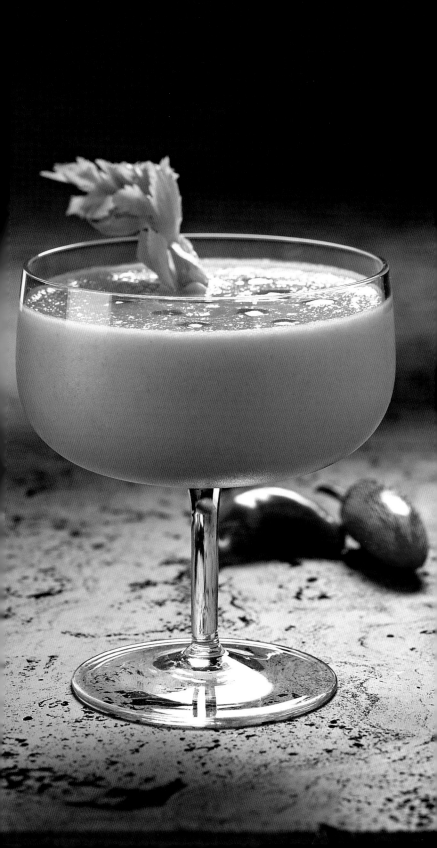

MANGANÈSE À MERVEILLE

SMOOTHIE GASPACHO À L'ANANAS

Aucun fruit n'offre autant de manganèse, un oligo-élément qui constitue une partie de plusieurs enzymes dont votre organisme a besoin, que l'ananas. Sa saveur douce-amère se mêle bien à celle de légumes comme le poivron doux.

1 tasse (235 ml) de jus d'ananas très froid
1 contenant (8 onces ou 225 g) de yogourt à l'ananas sans gras
1/2 concombre moyen, pelé, épépiné et en dés
1/2 poivron jaune moyen, pépins et nervures enlevés, en dés
1 petit piment jalapeno ou serrano, pépins et nervures enlevés, en dés
2 échalotes, la partie blanche seulement, rincée, parée et tranchée
1/4 tasse (32 g) de protéines de petit-lait en poudre
3 cuillerées à soupe (45 ml) d'huile de lin
2 cuillerées à soupe (30 ml) de jus de lime fraîchement pressé
1 1/2 tasse (250 g) d'ananas en cubes, surgelés
4 morceaux d'ananas, pour garnir (facultatif)

■ Combinez le jus d'ananas, le yogourt, le concombre, le poivron, le piment fort, les échalotes, les protéines de petit-lait en poudre, l'huile de lin et le jus de lime dans un mélangeur ou un mélangeur à smoothie. Mélangez à haute vitesse 45 secondes ou jusqu'à obtention d'une purée lisse. Ajoutez les cubes d'ananas et mélangez encore à haute vitesse jusqu'à consistance lisse. Servez immédiatement, garni de morceaux d'ananas, si désiré.

■ **DONNE** 4 portions de 1 tasse (235 ml).

■ **ANALYSE NUTRITIONNELLE** Chaque portion d'une tasse fournit 227 calories ; 10,5 g de gras total ; 1 g de gras saturés ; 11 g de protéines ; 24,5 g de glucides ; 2 g de fibres alimentaires ; 19,5 mg de cholestérol.

■ **LE BON TRUC** La plupart des recettes demandent que les graines et les nervures des poivrons soient enlevées. Voici une façon simple et rapide de procéder : coupez une tranche à la base du piment pour qu'il tienne bien sur la surface du comptoir. Puis coupez les renflements du piment et, tout bonnement, jetez le cœur de graines et les nervures.

NUTRIMENTS DYNAMIQUES / POURCENTAGE DE L'APPORT NUTRITIONNEL RECOMMANDÉ*

Vitamine A . . . . 198,0 IU (4 %)
Vitamine B6 . . . . 0,2 mg (12 %)
Vitamine C . . . . 76,8 mg (128 %)
Vitamine E . . . . 1,8 mg (9 %)
Magnésium . . . . 39,1 mg (10 %)
Manganèse . . . . 1,1 mg (54 %)
Sélénium . . . . 2,4 mcg (3 %)
Zinc . . . . 0,8 mg (6 %)

Le pourcentage de l'apport nutritionnel recommandé est basé sur un régime alimentaire de 2000 calories. Votre valeur quotidienne peut être plus haute ou plus basse, selon vos besoins caloriques.

SMOOTHIE GASPACHO À LA MANGUE

Les concombres sont parents des melons d'eau et des zucchinis. Un bénéfice pour la santé qu'ils donnent aux smoothies : ils sont une source de vitamine C, de manganèse et d'acide folique.

1 contenant (8 onces ou 225 g) de yogourt nature sans gras
½ tasse (120 ml) de tofu soyeux (doux)
½ tasse (120 ml) de jus d'orange fraîchement pressé, très froid
1 branche de céleri, rincée et en dés
½ petit concombre pelé, épépiné et en dés
1 pomme à croquer rouge sucrée (comme la McIntosh
    ou la Délicieuse rouge), le cœur ôté et en dés
¼ tasse (32 g) de protéines de petit-lait en poudre
2 cuillerées à soupe (30 ml) d'huile de lin
1 cuillerée à soupe (8 g) de gingembre confit
1 cuillerée à soupe (15 ml) de jus de lime fraîchement pressé
2 tasses (280 g) de mangues en cubes, surgelés
4 morceaux de mangue, pour garnir (facultatif)

■ Combinez le yogourt, le tofu, le jus d'orange, le céleri, le concombre, la pomme, les protéines de petit-lait en poudre, l'huile de lin, le gingembre et le jus de lime dans un mélangeur ou un mélangeur à smoothie. Mélangez à haute vitesse 45 secondes ou jusqu'à obtention d'une purée lisse. Ajoutez les cubes de mangue et mélangez encore à haute vitesse jusqu'à consistance lisse. Servez immédiatement, garni de morceaux de mangue, si désiré.

■ **DONNE** 4 portions de 1 tasse (235 ml).

■ **ANALYSE NUTRITIONNELLE** Chaque portion d'une tasse fournit 224 calories ; 8 g de gras total ; 1 g de gras saturés ; 11 g de protéines ; 30,5 g de glucides ; 3 g de fibres alimentaires ; 19,5 mg de cholestérol.

■ **LE BON TRUC** Si vous achetez des concombres biologiques, il n'est pas nécessaire de les peler ; frottez-les bien pour enlever la saleté sur la surface. Cependant, la plupart des concombres du commerce ont été cirés pour prévenir les meurtrissures et la sécheresse pendant le transport. Ils doivent donc être pelés.

NUTRIMENTS DYNAMIQUES / POURCENTAGE DE L'APPORT NUTRITIONNEL RECOMMANDÉ*

Vitamine A	3397,5 IU (68 %)
Vitamine B$_6$	0,2 mg (10 %)
Vitamine C	43,0 mg (72 %)
Vitamine E	2,3 mg (12 %)
Magnésium	33,8 mg (8 %)
Manganèse	0,1 mg (4 %)
Sélénium	2,7 mcg (4 %)
Zinc	0,6 mg (4 %)

*Le pourcentage de l'apport nutritionnel recommandé est basé sur un régime alimentaire de 2000 calories. Votre valeur quotidienne peut être plus haute ou plus basse, selon vos besoins caloriques.

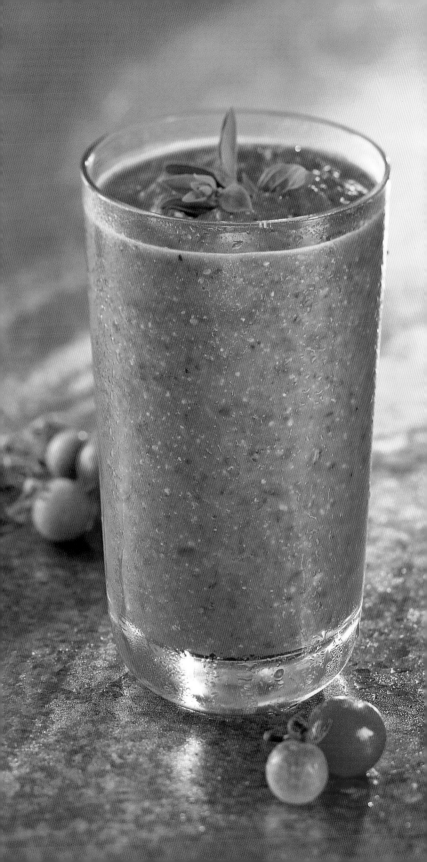

FORMIDABLE THIAMINE
SMOOTHIE À LA TOMATE ET AUX HERBES

Maintenir le supplément d'énergie de votre organisme en gardant votre système immunitaire en santé est fondamental et c'est là que la vitamine B_1, communément appelée thiamine, entre en jeu. Les graines de tournesol sont une excellente source de ce nutriment clé. Les graines donnent une texture croustillante à ce smoothie savoureux qui offre aussi le lycopène des tomates, protecteur du cœur.

1 tasse (235 ml) de jus de tomate très froid
2/3 tasse (150 g) de graines de tournesol écalées
1/4 tasse (32 g) de protéines de petit-lait en poudre
1 cuillerée à soupe (15 ml) de jus de citron fraîchement pressé
1/2 tasse (20 g) de feuilles de basilic frais, légèrement tassées
1/4 tasse (10 g) de feuilles d'origan frais, légèrement tassées
1/4 tasse (10 g) de feuilles de persil frais, légèrement tassées
1 livre (455 g) de tomates fraîches, le cœur enlevé, en dés et surgelées
Sel et poivre fraîchement moulu, au goût
4 brins de fines herbes, pour garnir (facultatif)

▨ Combinez le jus de tomate, les graines de tournesol, les protéines de petit-lait en poudre, le jus de citron, le basilic, l'origan et le persil dans un mélangeur ou un mélangeur à smoothie. Mélangez à haute vitesse 45 secondes ou jusqu'à obtention d'une purée lisse. Ajoutez les tomates et mélangez encore à haute vitesse jusqu'à consistance lisse. Servez aussitôt, garni de brins d'herbes, si désiré.

▨ **DONNE** 4 portions de 1 tasse (235 ml).

▨ **ANALYSE NUTRITIONNELLE** Chaque portion d'une tasse fournit 205 calories ; 12 g de gras total ; 2 g de gras saturés ; 13 g de protéines ; 17 g de glucides ; 6 g de fibres alimentaires ; 18 mg de cholestérol.

▨ **LE BON TRUC** Il n'y a rien de mieux que le jus de tomate maison, toujours facile à faire au mélangeur ou au robot culinaire. Réduisez simplement les tomates en purée, puis passez pour enlever la pelure (laisser la pelure rendrait le smoothie trop épais pour être bu).

NUTRIMENTS DYNAMIQUES / POURCENTAGE DE L'APPORT NUTRITIONNEL RECOMMANDÉ*

Vitamine A	1527,8 IU (31 %)
Vitamine B6	0,4 mg (20 %)
Vitamine C	34,2 mg (57 %)
Vitamine E	11,9 mg (59 %)
Magnésium	67,7 mg (17 %)
Manganèse	0,9 mg (45 %)
Sélénium	17,8 mcg (25 %)
Zinc	1,6 mg (10 %)

Le pourcentage de l'apport nutritionnel recommandé est basé sur un régime alimentaire de 2000 calories. Votre valeur quotidienne peut être plus haute ou plus basse, selon vos besoins caloriques.

CAROTÈNE PLUS
SMOOTHIE GASPACHO À LA PÊCHE

Le gaspacho est une soupe froide traditionnelle d'Espagne, mais il est devenu un genre – comme la salsa –, désignant toute soupe épaisse qui contient des légumes et, dans plusieurs cas, des fruits. Les tranches de pêche donnent une remarquable dose de bêtacarotène, que votre organisme transforme en vitamine A, et l'huile de lin est une bonne source d'acides gras oméga-3 qui peuvent aider à dynamiser votre système immunitaire.

1 contenant (8 onces ou 225 g) de yogourt nature sans gras
1/2 tasse (120 ml) de tofu soyeux (doux)
2 tasses (360 g) de tomates orangées en dés
1 échalote pelée, en dés
1/4 tasse (32 g) de protéines de petit-lait en poudre
3 cuillerées à soupe (45 ml) d'huile de lin
2 cuillerées à soupe (30 ml) de vinaigre de cidre
2 tasses (340 g) de pêches tranchés, surgelées
Sel et poivre fraîchement moulu, au goût
4 tranches de pêche, pour garnir (facultatif)

■ Combinez le yogourt, le tofu, les tomates, l'échalote, les protéines de petit-lait en poudre, l'huile de lin, et le vinaigre de cidre dans un mélangeur ou un mélangeur à smoothie. Mélangez à haute vitesse 45 secondes ou jusqu'à obtention d'une purée lisse. Ajoutez les tranches de pêche et mélangez encore à haute vitesse jusqu'à consistance lisse. Servez aussitôt, garni de morceaux de pêche, si désiré.

■ **DONNE** 4 portions de 1 tasse (235 ml).

■ **ANALYSE NUTRITIONNELLE** Chaque portion d'une tasse fournit 207 calories ; 11 g de gras total ; 1 g de gras saturés ; 13 g de protéines ; 16,5 g de glucides ; 2 g de fibres alimentaires ; 19,5 mg de cholestérol.

■ **LE BON TRUC** Si vous voulez vous servir de graines de lin plutôt que de l'huile de ces graines pressées, elles ajouteront un petit goût de noix à la saveur du smoothie. Utilisez 2 cuillerées à soupe (30 g) de graines pour chaque cuillerée à soupe (15 ml) d'huile, et il faudra les moudre au mélangeur avant de les ajouter aux autres ingrédients.

NUTRIMENTS DYNAMIQUES / POURCENTAGE DE L'APPORT NUTRITIONNEL RECOMMANDÉ*

Vitamine A . . . . 1663,1 IU (33 %)
Vitamine B6 . . . . 0,1 mg (5 %)
Vitamine C . . . . 18,9 mg (32 %)
Vitamine E . . . . 2,3 mg (12 %)
Magnésium . . . . 33,7 mg (8 %)
Manganèse . . . . 0,1 mg (6 %)
Sélénium . . . . 2,5 mcg (4 %)
Zinc . . . . 0,8 mg (5 %)

*Le pourcentage de l'apport nutritionnel recommandé est basé sur un régime alimentaire de 2000 calories. Votre valeur quotidienne peut être plus haute ou plus basse, selon vos besoins caloriques.

E-XCELLENCE NORD-AFRICAINE
SMOOTHIE ÉPICÉ AUX TOMATES

Les traditionnelles épices nord-africaines égayent la saveur de ce smoothie à la tomate riche en lycopène. Les graines de tournesol ajoutent les vitamines E et B_1 au mélange dynamisant pour le système immunitaire.

3/4 tasse (175 ml) de jus de tomate très froid
1 livre (455 g) de tomates mûres, le cœur enlevé et en dés
1 échalote pelée, en dés
1 grosse gousse d'ail pelée
1/2 tasse (112 g) de graines de tournesol écalées
2 brins de persil frais
2 brins de coriandre frais
1/4 tasse (32 g) de protéines de petit-lait en poudre
1 cuillerée à soupe (20 g) de miel
2 cuillerées à thé (10 ml) de jus de citron fraîchement pressé
1 cuillerée à thé (5 g) de paprika
1 cuillerée à thé (5 g) de cumin moulu
1/2 cuillerée à thé (1 g) de gingembre moulu
1/2 cuillerée à thé (1,2 g) de cannelle moulue
6 cubes de thé vert surgelés
Sel et poivre fraîchement moulu, au goût
4 tranches de citron, pour garnir (facultatif)

■ Combinez tous les ingrédients, sauf les trois derniers, dans un mélangeur ou un mélangeur à smoothie. Mélangez à haute vitesse 45 secondes ou jusqu'à obtention d'une purée lisse. Ajoutez les cubes de thé et mélangez encore à haute vitesse jusqu'à consistance lisse. Assaisonnez au goût avec le sel et le poivre. Servez immédiatement, garni de tranches de citron, si désiré.

■ **DONNE** 4 portions de 1 tasse (235 ml).

■ **ANALYSE NUTRITIONNELLE** Chaque portion d'une tasse fournit 174 calories ; 9 g de gras total ; 1 g de gras saturés ; 11 g de protéines ; 16 g de glucides ; 4 g de fibres alimentaires ; 18 mg de cholestérol.

■ **LE BON TRUC** J'aime utiliser des échalotes dans les smoothies parce que leur saveur est plus douce que celle de l'oignon. Les oignons verts sont la meilleure solution de rechange aux échalotes.

NUTRIMENTS DYNAMIQUES / POURCENTAGE DE L'APPORT NUTRITIONNEL RECOMMANDÉ*

Vitamine A	1318,7 IU (26 %)
Vitamine B_6	0,3 mg (15 %)
Vitamine C	20,9 mg (35 %)
Vitamine E	8,9 mg (44 %)
Magnésium	44,0 mg (11 %)
Manganèse	0,6 mg (32 %)
Sélénium	13,1 mcg (19 %)
Zinc	1,2 mg (8 %)

Le pourcentage de l'apport nutritionnel recommandé est basé sur un régime alimentaire de 2000 calories. Votre valeur quotidienne peut être plus haute ou plus basse, selon vos besoins caloriques.

LUSTRE DE LYCOPÈNE
SMOOTHIE À LA TOMATE ET À LA CAROTTE

Le lycopène, un nutriment présent dans la tomate, est un puissant antioxydant ; vous pouvez le reconnaître à la couleur rouge foncé de la tomate. Quand celle-ci est associée aux carottes également douces et assaisonnée de saveurs appétissantes dont l'ail, ce smoothie est un délice rafraîchissant.

$^1/_2$ tasse (120 ml) de jus de carotte très froid
$^1/_2$ tasse (120 ml) de jus de tomate très froid
1 petite carotte brossée et tranchée
2 oignons verts parés et tranchés
3 cuillerées à soupe (12 g) de feuilles de coriandre fraîches
2 cuillerées à soupe (28 ml) de vinaigre de riz
2 cuillerées à soupe (30 ml) d'huile de lin
1 cuillerée à soupe (15 ml) de sauce soya faible en sodium
1 gousse d'ail pelée
1 $^1/_4$ tasse (225 g) de tomates en dés, surgelées
Poivre fraîchement moulu, au goût
4 bâtonnets de carotte, pour garnir (facultatif)

■ Combinez le jus de carotte, le jus de tomate, la carotte, les oignons verts, les feuilles de coriandre, le vinaigre de riz, l'huile de lin, la sauce soya et l'ail dans un mélangeur ou un mélangeur à smoothie. Mélangez à haute vitesse 45 secondes ou jusqu'à obtention d'une purée lisse. Ajoutez les tomates et mélangez encore à haute vitesse jusqu'à consistance lisse. Assaisonnez au goût avec le poivre. Servez immédiatement, garni de bâtonnets de carotte, si désiré.

■ **DONNE** 4 portions de 1 tasse (235 ml).

■ **ANALYSE NUTRITIONNELLE** Chaque portion d'une tasse fournit 100 calories ; 7 g de gras total ; 1 g de gras saturés ; 2 g de protéines ; 9 g de glucides ; 2 g de fibres alimentaires ; 0 mg de cholestérol.

■ **LE BON TRUC** La coriandre, comme le persil, est une herbe tendre qui flétrira rapidement une fois cueillie. Une façon de prolonger sa vie consiste à couper les tiges et à les réfrigérer debout dans un verre d'eau. Les tiges absorberont l'eau comme les fleurs coupées et demeureront fraîches pendant au moins une semaine.

NUTRIMENTS DYNAMIQUES / POURCENTAGE DE L'APPORT NUTRITIONNEL RECOMMANDÉ*

Vitamine A	7151,6 IU (143 %)
Vitamine B$_6$	0,2 mg (9 %)
Vitamine C	19,0 mg (32 %)
Vitamine E	1,9 mg (9 %)
Magnésium	21,7 mg (5 %)
Manganèse	0,2 mg (10 %)
Sélénium	1,1 mcg (2 %)
Zinc	0,2 mg (2 %)

*Le pourcentage de l'apport nutritionnel recommandé est basé sur un régime alimentaire de 2000 calories. Votre valeur quotidienne peut être plus haute ou plus basse, selon vos besoins caloriques.

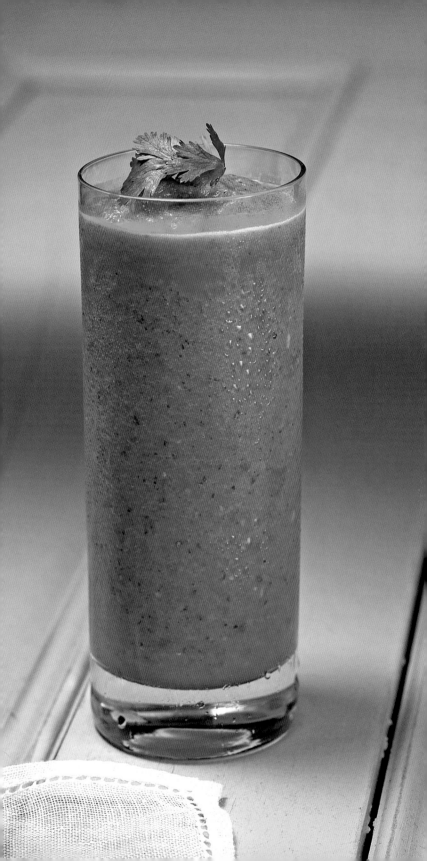

GLOSSAIRE

A

Acide ellagique – Phytonutriment présent dans les framboises, les bleuets, les fraises et les mûres.

Acide folique – Une des vitamines du complexe B essentielle à la fabrication d'acide nucléique de l'ADN.

Acide lipoïque – Antioxydant qui désactive les radicaux libres et renforce les effets d'autres antioxydants telles les vitamines C et E.

Acides aminés – Éléments constitutifs des protéines. Les humains peuvent produire 10 des 20 acides aminés dont ils ont besoin ; le reste doit provenir des aliments qu'ils mangent.

Acidophile – Bactérie amicale, dont on se sert pour épaissir le yogourt, qui aide à prévenir les infections intestinales.

Agent pathogène – Toute bactérie, tout virus, tout parasite et tout champignon qui infecte l'organisme et déclenche une réponse immunitaire.

Antigène – Substance étrangère capable de stimuler une réponse immunitaire.

Antioxydant – Substance qui peut inhiber les effets dommageables des radicaux libres.

B

Bore – Oligo-élément qui inhibe l'ostéoporose.

Broméline – Enzyme, présente seulement dans l'ananas, qui décompose les protéines et qui a des propriétés anti-inflammatoires.

C

Calcium – Minéral présent principalement dans la partie dure des os.

Caroténoïde – Composé des fruits et des légumes que l'organisme transforme en vitamine A.

Catéchine – Antioxydant que l'on trouve dans le chocolat et le thé vert.

Cuivre – Oligo-élément qui joue un rôle dans la transformation de plusieurs enzymes.

E

Émulsion – Combinaison de deux ingrédients de différentes compositions mélangés pour former une nouvelle mixture.

Enzyme – Protéine qui agit comme catalyseur pour induire des changements chimiques dans l'organisme.

Extrait – Liquide dont la saveur est hautement concentrée par distillation ou évaporation.

F

Flavonoïde – Sous-ensemble de polyphénols qui agissent comme antioxydants et qui consistent en de milliers de composés responsables de la couleur des plantes.

Fer – Minéral qui sert de cœur aux globules rouges du sang.

Fruit sec non sulfurisé – Fruit sec qui n'a pas été vaporisé de dioxyde de soufre, un gaz utilisé pour la fumigation qui détruit les vitamines B.

G

Garniture – Embellissement ajouté à un mets pour rehausser son apparence visuelle.

Glutamine – Acide aminé qui aide à garder l'équilibre acidobasique de l'organisme.

Graines de lin – Petites graines du lin qui ont une saveur de noix et contiennent des acides gras oméga-3.

I

Infusion – Liquide dans lequel des ingrédients comme des herbes ont été trempés pour en extraire la saveur.

L

Liant – Ingrédient épaississant comme la banane ou le jaune d'œuf.

Lycopène – Pigment rouge présent dans les tomates et les framboises qui leur donne leur couleur et qui a de puissantes propriétés antioxydantes.

M

Magnésium – Minéral qui est le cofacteur (ou la molécule auxiliaire) d'appromaxivement 350 enzymes impliquées dans plusieurs processus.

Maladie auto-immune – Maladie causée par le système immunitaire de l'organisme attaquant ses propres tissus.

Manganèse – Enzyme antioxydante principale dans les mitochondries, les producteurs d'énergie de la cellule.

N

Nectar – Jus fait de fruits d'arbres fruitiers tels que les pêches et les abricots offrant une consistance plus épaisse qu'un jus de fruits ordinaire.

O

Oméga-3 – Acide gras des membranes cellulaires qui activent une enzyme supprimant la croissance des tumeurs et aidant à réduire le taux de cholestérol.

Organes lymphoïdes – Série d'organes, incluant la rate, les nœuds lymphoïdes et la moelle osseuse, qui travaillent avec les vaisseaux lymphatiques à créer le système immunitaire.

P

Papaïne – Enzyme que l'on trouve dans la peau de la papaye et qui aide à soulager les indigestions (et qui attendrit la viande quand elle est utilisée comme ingrédient dans une marinade).

Phytonutriment – Composés de plantes qui ont la particularité de favoriser la santé.

Pollen d'abeille – Sous-produit du miel riche en protéines fabriqué à partir des semences de fleurs.

Polyphénols – Groupe de phytonutriments trouvés dans certains fruits, certaines noix, dans le thé, le vin rouge et le cacao, qui agissent comme antioxydants.

Potassium – Minéral nécessaire au fonctionnement adéquat de la cellule.

Protéine – Grosse molécule faite d'une ou de plusieurs chaînes d'acides aminés.

Protéines de petit-lait en poudre – Substance dérivée d'un sous-produit de la fabrication du fromage qui contient des protéines et des acides aminées.

Purée – Réduction d'un aliment à une texture épaisse et crémeuse, en se servant habituellement d'un mélangeur ou d'un robot culinaire.

R

Radicaux libres – Forme chimique hautement réactive qui peut endommager les cellules du corps et entraîner la maladie (même s'il s'agit d'une partie du processus métabolique naturel).

Râper – Découper en petits morceaux en se servant d'une râpe coupante.

Resvératrol – Antioxydant présent dans les raisins, les arachides et le vin rouge que l'on dit prévenir les maladies cardiaques.

S

Sélénium – Oligo-élément qui agit comme antioxydant.

Sorbet – Glace à saveur de fruits préparée sans produit laitier.

Sous-vide – Façon dont le fruit est décrit quand il est surgelé en morceaux séparés, sans sucre ou sirop ajouté.

Système immunitaire – Système des mécanismes de défense interne qui rend le corps capable de résister et de combattre la maladie.

T

Tahini – Pâte faite de graines de sésame qu'on utilise pour assaisonner plusieurs mets au Moyen-Orient.

Tofu – Substance riche en protéines faite de haricots et de lait de soya.

Twist – Petite lame très mince de zeste d'agrume plié ou tourné en une forme décorative.

Y

Yogourt – Produit du lait coagulé préparé avec des bonnes bactéries qui épaississent le lait et lui donnent un goût piquant, légèrement astringent.

Z

Zeste – Petites lamelles très minces de pelures d'agrume ou ce qui reste une fois la pelure extérieure râpée finement sans toucher au blanc interne de la pelure.

Zinc – Minéral impliqué dans la synthèse des protéines et dans la division cellulaire.

REMERCIEMENTS

Écrire un livre est une entreprise solitaire, mais sa publication est un travail d'équipe. Je tiens à remercier Jill Alexander de Fair Winds Press d'avoir lancé l'idée de ce livre et Ed Claflin, mon agent, pour son indéfectible soutien. Je veux aussi remercier Nancy King et Amanda Waddell pour leur soutien éditorial et, surtout, Karen Konopelski, nutritionniste extraordinaire, pour tous ses conseils et ses connaissances de la nutrition humaine en général et du système immunitaire en particulier. Et – comme c'est le cas pour tous les livres que j'écris – je dois remercier mes muses félines, Tigger-Cat Brown et Patches-Kitten Brown, qui me tiennent compagnie à l'ordinateur et dans la cuisine.

Ellen Brown

À PROPOS DES AUTEURES

Ellen Brown est l'éditeure fondatrice en alimentation du *USA Today* et l'auteure de 18 livres de cuisine, dont *Gourmet Gazelle Cookbook* qui a été primé et qui est resté sur la liste des best-sellers de *Cook's Illustrated* pendant quatre mois. Elle est aussi l'auteure de la série populaire *The Complete Idiot's Guides*, dans laquelle elle a signé neuf titres sur des sujets allant des substitutions en cuisine et des fondues jusqu'aux smoothies et aux repas rapides et frais.

Les articles d'Ellen ont été publiés dans plus de deux douzaines de journaux et de périodiques, dont le *Washington Post*, le *Los Angeles Times*, *Bon Appétit*, *Art Culinaire*, le *Texas Monthly*, le *Baltimore Sun* et le *San Francisco Chronicle*.

Honorée par *Cook's Illustrated* dans le prestigieux «Who's Who of Cooking in America», Ellen a vu son portrait dressé par le *Washington Post*, le *Detroit News*, *Coastal Living* et le *Miami Herald*.

Elle vit à Providence, dans le Rhode Island.

Karen Konopelski, M.S., R.D., est conseillère en nutrition à l'Université Princeton. Ancienne nutritionniste sportive à l'Université du Connecticut, Karen a travaillé individuellement avec des athlètes sur des questions allant du synchronisme des nutriments et de l'alimentation en vue d'une performance jusqu'aux troubles alimentaires et aux pertes de poids. Elle a aussi travaillé aux National Institutes of Health à Bethesda, dans le Maryland.

Karen a obtenu son diplôme ès diététique à l'Université de New York. Elle vit à Princeton, dans le New Jersey.

INDEX

Note – Les numéros de page en italique indiquent les photographies.